经济学学术前沿书系
ACADEMIC FRONTIER
ECONOMICS BOOK SERIES

我国政府间公共卫生事权与支出责任划分

万晓萌◎著

 出版社

图书在版编目（CIP）数据

我国政府间公共卫生事权与支出责任划分 / 万晓萌
著 . --北京：经济日报出版社，2021.12
ISBN 978 - 7 - 5196 - 0988 - 7

Ⅰ . ①我… Ⅱ . ①万… Ⅲ . ①公共卫生 - 卫生管理 -
研究 - 中国②公共卫生 - 财政支出 - 研究 - 中国 Ⅳ . ①R199.2②F812.45

中国版本图书馆 CIP 数据核字（2021）第 245359 号

我国政府间公共卫生事权与支出责任划分

作　者	万晓萌
责任编辑	黄芳芳
责任校对	徐建华
出版发行	经济日报出版社
地　址	北京市西城区白纸坊东街 2 号 A 座综合楼 710（邮政编码：100054）
电　话	010 - 63567684（总编室）
	010 - 63584556（财经编辑部）
	010 - 63567687（企业与企业家史编辑部）
	010 - 63567683（经济与管理学术编辑部）
	010 - 63538621　63567692（发行部）
网　址	www.edpbook.com.cn
E - mail	edpbook@126.com
经　销	全国新华书店
印　刷	北京建宏印刷有限公司
开　本	710 mm × 1000 mm　1/16
印　张	11.25
字　数	144 千字
版　次	2021 年 12 月第 1 版
印　次	2021 年 12 月第 1 次印刷
书　号	ISBN 978 - 7 - 5196 - 0988 - 7
定　价	42.00 元

摘　要

本书在研究公共卫生事权与支出责任相关概念及发展历程的基础上，界定了公共卫生与公共卫生支出、事权与支出责任、公共卫生事权与支出责任等相关概念。在新冠疫情这种特殊背景下，理清政府间公共卫生事权与支出责任划分更具有必要性和急迫性。外部性理论、公共产品理论、公共服务均等化理论、财政支出效力理论、财政分权理论为本书写作的理论基础。本书采用文献研究法，围绕政府治理、政府职能、公共物品、公共卫生事权与财权、支出责任划分、转移支付制度、医疗卫生体系改革、财税体制改革等问题，广泛而系统地搜集了许多国内外学术期刊、学位论文、专业书籍、国家政策文件、报纸、研究报告、工作报告、法律条文、统计年鉴等文献资料，为文章的研究打下坚实基础。

本书梳理了我国公共卫生事权与支出责任划分的历史沿革。主要着重介绍卫生医疗系统改革和财政体制改革两方面，并指出公共卫生事权与责任划分的重要性。其中医疗卫生系统改革共分为恢复阶段、发展阶段、市场化阶段、转型阶段、强化阶段五大阶段。而财政体制改革则包括划分收支、分级包干阶段、分税制改革阶段、部门预算和国库集中收付制度改革阶段、省级以下财政体制改革阶段、合理划分事权与支出责任阶段。

采用定性与定量相结合的方法，梳理了我国公共卫生事权与支出责任的划分现状。其一，分别从我国公共卫生体系结构和事权具体划分两方面介绍了我国政府间公共卫生事权划分现状。其二，对公共卫生支出口径予以界定，结合国内国际研究现状，分别从我国公共卫生支出规模静态分析、我国公共卫生支出规模动态分析、我国公共卫生支出结构分析、我国公共卫生转移支付情况分析四部分介绍了我国政府间公共卫生支出责任的划分现状。

从我国公共卫生事权与支出责任的划分现状出发，探讨了我国公共卫生事权与支出责任的划分存在的问题及原因。经仔细研究后，发现我国公共卫生事权与支出责任的划分存在的主要问题是：医疗卫生体制改革不到位；地方政府公共卫生职能划分不合理；缺乏具有法律效力的权力清单；政府公共卫生支出规模不足；公共卫生支出结构失衡；转移支付力度不足、项目过多；政府间支出责任与财力不匹配。造成这些问题的原因有：基层公共卫生机构资源、人才的匮乏；医疗卫生事业改革过度市场化；收费权力下放和预算管理方式的改变；缺乏公共卫生投入的激励等。

为解决我国公共卫生事权与支出责任的划分存在问题，积极找寻解决办法和途径，借鉴国际有益经验。本书分别从单一制国家、联邦制国家以及我国香港和台湾地区探寻解决公共卫生事权与支出责任的划分问题的出路。共有以下几方面可借鉴之处：第一，立法明确划分各级政府职责。第二，专项转移支付确保资金来源。第三，采用分类拨款的方式弥补地方财政缺口。第四，制定政府公共卫生服务供给考核制度。第五，采用灵活的公共卫生事权划分方式。

最后本书为我国公共卫生事权与支出责任的划分确立了所遵循的原则并提出具体可行性建议。原则具有指导性、前瞻性、宏观性以及前置性，因此在提出具体建议前，本书首先明确了我国公共卫生事权与支出责任的划分应遵循受益原则、效率原则、职能下放原则、事权与财力匹配原则、法律规范原则、信息处理复杂性原则、激励相容原则等七项原则。以此为基础指导我国公共卫生事权与支出责任的划分的制度政策构建，提出具体政策建议如下：1.立法规范公共卫生事权的划分；2.加强政府在公共卫生领域的主导地位；3.完善转移支付制度，建立财力与事权相匹配的划分方式；4.建立动态公共卫生事权与支出责任划分机制。

关键字：公共卫生；卫生支出；事权；支出责任

Abstract

Based on the analysis of the concepts and development process of public health authority and expenditure responsibility, this article defines the related concepts of public health and public health expenditure, authority and expenditure responsibility, public health authority and expenditure responsibility. Especially under the special background of the new crown epidemic, it is more necessary and urgent to sort out the intergovernmental public health authority and expenditure responsibility. Externality theory, public product theory, public service equalization theory, fiscal expenditure effectiveness theory, and fiscal decentralization theory are the theoretical foundations of this article. This article adopts literature research methods to analyse problems about the issues of government governance, government functions, public goods, public health responsibilities and financial rights, division of expenditure responsibilities, transfer payment system, medical and health system reform, and fiscal and taxation system reform. Then collect many domestic and foreign issues on academic journals, dissertations, professional books, national policy documents, newspapers, research reports, work reports, legal provisions, statistical yearbooks and other literature materials to lay a solid foundation for the study of articles.

This article summarizes the historical evolution of the division of public health authority and expenditure responsibility in China. Mainly from two aspects of health care system reform and financial system reform. Among them, the medical and health system reform is divided into five stages: recovery stage, development stage, marketization stage, transformation stage, and strengthening stage. The reform of the fiscal system includes five stages: the division of revenue and expenditure, the stage of tiered lump sum, the stage of reform of the tax-sharing system, the stage of reform of the departmental budget and the central treasury's centralized collection and payment system, the stage of reform of the fiscal system below the provincial level, and the rational division of power and expenditure. And pointed out the importance of the division of public health responsibilities and responsibilities.

Using a combination of qualitative and quantitative methods, the status of the division of public health authority and expenditure responsibility in China is sorted out. First, the status of the division of public health responsibilities between governments in China is introduced in terms of the structure of China's public health system and the specific division of responsibilities. Second, define the export route of public health, and combine domestic and international research status and partly introduces the current status of the division of public health expenditure responsibility among governments in China from the statistic and dynamic analysis of China's public health expenditure scale, the structure of China's public health expenditure scale and the analysis of China's public health transfer payment.

Proceeding from the status of the division of public health responsibilities and expenditure responsibilities in China, we actively explored the problems and causes of the division of public health responsibilities and expenditure responsibilities in China. After careful study, it was found that the main problems in the division of public health authority and expenditure responsibilities in our country are: inadequate reform of the medical and health system; unreasonable division of local government public health functions; lack of legally effective power lists; insufficient; unbalanced public health expenditure structure; insufficient transfer payments, too many projects; mismatch between intergovernmental expenditure responsibilities and financial resources. The reasons for these problems are: the lack of resources and talents in grassroots public health institutions; the over-marketization of medical and health reform; the decentralization of fees and changes in budget management methods; and the lack of incentives for public health input.

In order to solve the problems in the division of public health responsibilities and expenditure responsibilities in China, we actively seek solutions and ways to draw on useful international experience. Explore the way out to resolve the problem of the division of public health authority and expenditure responsibility from the unitary system, the federal system, Hong Kong and Taiwan. There are the following aspects that can be used for reference: First, legislation clearly divides the responsibilities of governments at all levels. Second, special transfer payments ensure the source of funds. Third, the use of classified appropriations to make up for local fiscal gaps. Fourth, formulate a government public health service supply assessment system. Fifth, adopt a flexible division of public health authority.

Finally, this article establishes the principles followed and proposes specific feasibility suggestions for the division of public health authority and expenditure responsibility in China. The principles are instructive, forward-looking, macroscopic, and forward-looking. Therefore, before making specific recommendations, this article first clarifies that the division of public health authority and expenditure responsibility in China should follow the principles of benefit, efficiency, decentralization, power and financial resources. Seven principles including matching principles, legal norms principles, information processing complexity principles, and incentive compatibility principles. Based on this, we will guide the establishment of a system and policy for the division of public health authority and expenditure responsibility in China, and propose specific policy recommendations as follows: 1. Legislation regulating the division of public health authority; 2. Strengthening the leading position of the government in the field of public health; 3. Improving Transfer payment system, establish a division of financial resources and powers; 4. Establish a dynamic public health powers and expenditure responsibility division mechanism.

Key words: Public health; Health expenditure; Authority; Expenditure responsibility

目　录
CONTENTS

表目录

图目录

习近平总书记在十九大报告中对"实施健康中国战略"提出了诸多新的要求，包含全面建设中国特色医疗卫生制度，加强基层医疗卫生服务体系建设和疾病防控工作等内容。根据世界银行的研究，全世界过去的半个世纪8%-10%的经济增长可能都源于健康因素对人力资本增长的促进作用，人力资本的研究依然成为世界各国都十分关注的话题，健康也是人力资本中必不可少的一个方面。哈佛大学的研究表明，约30%-40%的亚洲奇迹与人群健康有着密不可分的关系①。可见，疾病和伤残给人们带来痛苦的同时，降低了人力资本的效益，增加了人们的经济负担，制约了经济的增长。而公共卫生服务不同于普通的医疗服务，是一种低成本、高效益，是关乎人们身心健康的医疗、卫生和保健等内容的预防与治疗相结合的卫生服务，在保障国民身心健康、维持国民智力水平正常、延长人均寿命等方面具有必不可少的意义。自2020年1月新冠肺炎疫情暴发以来，人们对公共卫生的关注度日益加大。公共卫生服务主要由政府来提供，各级政府分别承担了公共卫生服务的数量与具体内容，就是公共卫生事权的划分。因此，如何进一步明确公共卫生事权与支出责任在我国各级政府间的合理划分，提高公共卫生服务效率，是促进健康中国战略快速稳步发展的重要环节。本书是对公共卫生事权与支出责任的划分进行更加深入的研究与探讨。

---

① 冯兴元，李晓佳．公共卫生事权应该怎样划分［J］．中国改革，2005（10）：38-40.

第一章　公共卫生事权与支出责任划分相关概念的界定及历史研究

第一节　相关概念的界定

一、公共卫生与公共卫生支出

卫生，是我们日常生活中为了保护自身健康和防护疾病等所做的一系列活动的总称。公共卫生，则是关系到一个国家或一个地区人民大众健康的一项公共事业。美国的城乡卫生行政人员委员会（Urban and Rural Health Administrative Staff Committee）认为公共卫生应更加侧重于卫生问题的预防、宣传和控制，并将其定义为通过评价、政策发展和保障措施等方式，来预防疾病、延长寿命和促进身心健康的一门科学和艺术。不同于医疗救治服务，公共卫生服务具有低成本、高效益、社会回报周期长等特点，这就决定了公共卫生服务不能够完全依托于医疗机构单独提供，由市场来提供的时候并不能取得良好的有效性和公平性，这完全符合公共物品的属性，因而政府在公共卫生服务的供给中具有不可替代的作用。

根据世界卫生组织的规定，卫生支出是包含对所有用于与卫生相关的投入的费用进行衡量的普通指标，又可以分为个人卫生支出、公共卫生支出和社会卫生支出。顾名思义，公共卫生支出，是政府部门在卫生服务方面应承担的支出责任，是用于维护公众健康的财政支出，在很大程度上影响着居民总体健康水平，是各国财政支出中重要的组成部分，主要包括传染性疾病的防治、食药品卫生监督、计划生育、安全用水、医疗保险和医疗救助的支出、卫生领域内教育科研经费的支出等方面的内容。社会卫生支出，则是政府之外，由社会各界对卫生领域投入的资本，包括社会医疗保障支出和社会捐赠支出等。个人卫生支出，就是不被政府公共卫生支出和社会卫生支出所覆盖，民众在自身接受医疗卫生服务时由自己所支付的现金支出。本书的研究对象主要是政府行为下的公共卫生支出。

二、事权与支出责任

十八届三中全会首次提出"建立事权与支出责任相适应的制度"，并在报告中指出要"适度加强中央事权与支出责任""中央和地方按照事权划分相应承担和分担支出责任"。因此，要分析中央与地方政府间的事权与支出责任，首先就要明确事权与支出责任的概念及相互关系。

事权是各级政府按照法律法规里的相关内容，对各自辖区内的行政事务进行管理、承担责任的权力范围。财政事权，则是具体的一级政府在提供基本公共服务时，应承担的财政资金支持的任务和职责；支出责任就是政府履行财政事权的支出义务和保障[1]。从本质上来说，事权是一个行政职责的范畴，体现各级政府参与行政活动和提供公共物品的范围。财政事权就是规定参与行政活动和提供公共物品的经费应由哪级政府筹备，并承担相应的支出责任。一般情况下，各级政府承担的事权与支出责任应该是互相匹配的。从行政管辖的角度来讲，事权的明确划分，可以避免各级政府在履行职责时因责任范畴不明确而导致的推诿。从财政预算的角度来看，与事权相一致的支出责任，更有利于各级政府制定详细的预算计划，提高预算约束的力度，同时，为了相应事权的顺畅履行，各级政府，尤其是作为负有直接支出责任的地方政府，应该有相应的财力来保证其支出责任的落实。因此，事权与支出责任相互匹配，相互依赖，只有清晰地划分了政府间的事权，并且给予相应的支出责任作为保障，才能顺畅地行使政府提供公共物品的基本职能。

---

① 预算报告名词解释［J］. 中国财政（10）：21+30.

三、公共卫生事权与支出责任

公共卫生事权，就是各级政府对于公共卫生方面的事务所应进行的管理和应承担的责任。传统的公共卫生事权主要包括了传染性疾病的预防与治理、医疗卫生的支出、中医药发展的促进、食药品安全保障监督等内容，随着全球一体化进程的加剧和人工智能科技的发展，国际公共卫生支出责任和人工智能在公共卫生领域内的应用受到了越来越多的重视。

公共卫生的支出责任，就是各级政府在履行公共卫生相关职责时各自需要负担的财政支出责任。政府间支出责任划分受政治、历史、文化等特定国情因素影响，各国对具体支出项目的划分不尽相同，一般都遵循受益性和效率性等原则。

第二节　研究背景及意义

一、事权与支出责任划分的历史沿革

1994 年的分税制改革，初步形成了依据税种划分央地收入范围，并通过转移支付制度均衡各级政府间财力的分级财政体制。其后，根据实际的运行和操作情况，就合理划分央地税收比例、完善转移支付制度等方面进行了调整，但关于中央和地方间事权与支出责任的划分仍不清晰。2013年，十八届三中全会在《中共中央关于全面深化改革若干重大问题的决定》中提出"深化财税体制改革，建立事权与支出责任相适应的制度"，推动了央地间事权与支出责任划分的进一步发展，并在 2014 年中央政治局审议通过的《深化财税体制改革总体方案》中被列为财税改革的三大重

点推进方面之一。

我们在中国知网上对"事权与支出责任"方面的文献进行了检索分析发现，近年来相关文献数量呈暴发式增长，自2014年起，关于事权与支出责任方面的文献逐年增多，尤其是2018年，一年就发表相关文献共计178篇。总体研究文献数目的趋势如图1-1所示[①]。

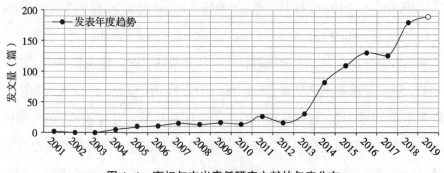

图1-1 事权与支出责任研究文献的年度分布

关于不同层级间政府财政支出的划分，一直以来都是完善财政理论和制度方面的重要话题。经我们研究发现，国际学者大多围绕"fiscal decentralization"（财政分权）这个概念展开，并没有将政府间事权和财政支出责任两者进行详细的区分，这可能是由于研究学者多集中于政府结构较为清晰、法律关于政府职责方面的规范较为明确的发达国家，因此现存的主要矛盾主要在于财政权力的划分。诸如美国、德国、加拿大和澳大利亚等联邦制国家，由于政治体制的特点，中央政府与地方政府自筹资金和预算支出，并由宪法和各地方法律、法规对各自的事权与支出范围进行了明确的规定。美国的联邦政府主要负责宏观方面的综合管理事务，核心行政职能与公共服务的供给主要由州政府，即地方政府承担（刘柏惠，2016）。此外，对于地方政府就某一公共服务的供给提供的财政支出不足或不合理时，公民拥有诉讼权，通过提供相关证据及说明，就可以通过上

_____

① 图示来自中国知网检索结果的计量可视化分析，2019年的文献篇数为预测值而非实际值.

诉的方式寻求财政支出的合理化。英国、日本、意大利等与我国相类似的单一制国家，根据职责在不同层级政府间的划分来确定支出责任。英国和日本都有相关的法律对中央和地方政府间的主要责任进行了划分，并有合理而清晰的转移支付计算方式，中央政府承担了大部分公共服务方面的支持责任（黄景驰和蔡红英，2016；魏加宁和李佳林，2007）。

Shishkin S.（1999）在其文章"Problems of transition from tax-based system of health care finance to mandatory health insurance model in Russia"中描述了俄罗斯转型时期公共卫生领域财政支出与分权的状况。他在文中描述到转型前，俄罗斯政府承诺了覆盖范围很广的公共卫生保障，但以现有的医疗资源承诺无法实现，因此政府进行了卫生体制改革，引入第三方参与的机制，由第三方保险机构满足医疗卫生领域的支出需求。随后俄罗斯出台了第一部《卫生保险法》，具体规定了政府在卫生防疫等方面的责任，中央政府承担了大部分公共医疗卫生领域的支出。

西方公共管理学认为国家卫生领域内的卫生行政机构可以大致分为四种方式：分权、委托、权力下放和私有化。其中，分权是指从同一行政结构的中央办事处到外围办事处（例如，卫生部及其辖区办事处）；权力下放是指将卫生部中央部门的责任和权力转移到下级行政部门，但仍在公共行政部门之内的结构（例如省、州、直辖市的地方政府）。从定义上可知，权力下放的形式更接近于国内所探讨的事权的划分。Bossert T.（1998）认为权力下放是改善卫生系统的理想方法，他提出了一个分析框架，可用于设计和评估卫生系统的权力下放，该框架主要用于分析权力下放的三个关键要素：（1）从中央机构转移到卫生系统外围机构的选择数量；（2）地方官员随着选择权的增加而做出的选择自由裁量权；（3）这些选择对卫生系统的绩效有何影响。这套分析框架需要能够准确统计医疗保险计划的承保变化、人均支出变化、参加保险计划的目标人群的百分比、社会经济阶层效率的利用变化、各级医院生产力的变化、床位占用率和停留时间的变化、医院内感染率的变化、免疫覆盖率的改变等状况。

国内研究认为，事权的划分就是对政府提供公共服务的层级划分（李齐云和刘小勇，2009）。田志刚（2010）认为，根据公共品层次理论，属于全国性公共服务层级的，应由中央政府供给，地方性公共服务则由主要地方政府负责，那些具有外溢性的公共服务和产品，因其属性跨越了层级，就由地方政府和中央政府共同提供，或由中央政府给予地方政府一定的补助。但目前我国政府间事权和支出责任的划分尚不够完善，中央、省级和地市级政府以高级职能为主，基础建设是其主要支出，只有县乡级政府承担着以基本公共服务为主的民生支出（宋立，2007）。此外，我国政府间事权交叉重叠、支出责任不明确，往往造成"谁都能管，谁都不管"的局面。为了厘清我国政府间事权与支出责任的划分，建立合理的事权与支出责任划分制度，白景明等人（2015）指导的课题组对我国政府间事权与支出责任划分进行了研究，并提出了相应的意见和建议。研究报告指出，应尽快制定事权与支出责任的划分清单，建立事权与支出责任相匹配的制度，同时推进事权与支出责任划分的法制化建设。对于基本医疗保险和食药品安全方面，报告建议上划为中央政府的支出责任。

虽然已有较多文献研究了事权与支出责任的合理划分，但实际中政府间事权与支出责任的划分现状依然不尽如人意，缺少相关法律法规的规定和约束，且公共卫生领域的事权与支出责任划分不尽明朗。2016年国务院颁布的《关于推进中央与地方财政事权和支出责任划分改革的指导意见》指出，央地事权与支出责任的划分最终需要"适时修订相关法律、行政法规，研究起草政府间财政关系法，推动形成保障财政事权和支出责任划分科学合理的法律体系"。参考外国发达国家的经验，立法是明确各级政府间事权与支出责任的划分，保障各级政府切实稳定履行责权的重要形式，如法国的《地方分权法》和日本的《地方自治法》都是专门针对地方区别于中央的权利与义务制定的法律，美国和德国也分别在《宪法》和《德意志联邦基本法》中对中央与地方政府在税收、国防、外交、社会保障和社会安全等方面的管理范围进行了规定。

二、新冠疫情背景下理清政府间公共卫生事权与支出责任划分的必要性

2020年初暴发的新冠疫情，是对我国公共卫生体系的一次巨大考验，在这次考验中，凸显了我国政治制度和公共卫生体制的部分优势，但也在一定程度上暴露了我国公共卫生事权与支出责任划分中存在的问题。尽管2018年政府间事权和支出责任划分的改革已在医疗卫生领域率先开展，7月19日颁布的《医疗卫生领域中央与地方财政事权和支出责任划分改革方案》将公共卫生、医疗保障、计划生育、能力建设四个方面的财政事权和支出责任，按照一定的原则与要求在中央和地方间进行了划分（具体的划分现状将在下文中论述），卫生领域事权与支出责任的划分取得了一定的进步，但仍存在省级以下政府间公共卫生事权与支出责任的划分不清晰等问题。

自2003年SARS疫情暴发以来，我国建立了自上而下、独立的疾控直报系统，但在这次新冠疫情暴发的初期，我国也曾出现了由于应对不力导致武汉大面积传播的情况，并且有新闻报道指出湖北省部分疾控中心负责人在其位不谋其职，导致了疾控环节的脱钩，所以我国公共卫生体系还有待进一步的提高改进。其次，此次疫情中央和地方政府均投入了巨大的财政支出以应对疫情的防疫工作，同时中央政府负担60%的财政兜底资金，但在资金的使用与分配，以及后续公共卫生体系恢复等的事权与财政支持方面，还需进行深入的探讨。

因此，为了进一步深化财税改革，完善公共卫生事权与支出责任的划分，保障公共卫生服务的有效供给，本书将结合国外及其他领域事权与支

出责任划分的经验，在整理公共卫生事权与支出责任划分现状的基础上，对进一步深化公共卫生领域事权与支出责任的划分提出合理的政策建议。

第三节　理论依据

对于各级政府间公共卫生事权与支出责任范围的界定，需要借助以下的经济理论来进行合理的划分。

一、外部性理论

外部性首次由马歇尔和庇古在 20 世纪初提出。外部性（Externality），也叫外部经济（External economy）或者溢出效应（External effect），是指某一经济主体在自身的活动中，额外对其他经济主体产生的部分有利或者有害的影响，但其自身却并不享受这种有利影响或承担有害影响的责任，这种具有"非市场性"的经济主体活动的附带影响就是外部性。

在社会总资源一定的情况下，由于外部性的存在，市场资源的配置并不能达到帕累托最优配置状态，即市场自身无法实现优化资源配置的功能，使得市场资源配置产生无效率的状态。在微观经济理论中，一个经济主体选择的最优生产数量取决于个人边际成本等于边际收益的点，但因为外部性会导致社会边际成本高于（或低于）个人边际成本，所以经济主体选择的个人利益最大化的产量，并不能使市场资源达到最优的配置。当一项经济活动具有对其他经济主体的有利影响，即正的外部性时，个人会因为无法得到生产带来的全部效益而减少产量，甚至不提供该产品，导致该产品市场供不应求的状况。反之，一项经济活动具有对其他经济主体的有害影响，即负的外部性时，经济主体就会为了实现个人利益最大化而忽略给其他经济主体造成的利益损害，导致市场供过于求，使得资源配置不能达到社会效率最优的状态。

公共卫生产品，比如疾病的防治、计划生育、医疗环境的改善等作为一种商品时，会使得除了这些产品的直接受益者的健康状况得到改善外，其他生活在同一社会里的人们的健康状况和疾病的治疗环境都得到提升。因此，公共卫生产品普遍具有正的外部性，那么当公共卫生产品仅由市场来提供时，就会出现供不应求的现象，不能很好地满足人们对保障自身卫生健康的需求，政府就应当承担起这部分责任，为社会提供必要的公共卫生产品。此外，由于公共卫生，尤其是医疗卫生的专业性和特殊性，医生和患者之间往往存在着信息不对称的状况，这就为一些道德品质不过关的人员提供了可乘之机，利用医生的身份多开甚至乱开药品，为自身谋取经济利益，所以政府在医疗卫生方面的适当干预以及监督和指导是必不可少的。

二、公共产品理论

公共产品（Public goods），相对于私人产品，是指人们在消费或者使用该产品时，具有非竞争性和非排他性的物品。非竞争性就是该产品的边际成本或者边际拥挤成本为零，即每增加一个消费者，不会增加供给者提供该产品的边际成本，也不会影响其他消费者对该产品的消费数量，所以该产品不存在消费的竞争性，如国防和外交。非排他性就是指该产品一旦被提供，就不能排除他人共同享用，或排除的成本非常高，如雾霾的治理和环境的保护。同时具有非竞争性和非排他性的产品就是纯公共产品，因为其非竞争性和非排他性的性质，基本无法由个人来提供，必须由政府负担起纯公共产品提供的责任。只具有非竞争性而没有非排他性，或没有竞争性只有非排他性，或只在一定条件下满足非竞争性和非排他性的物品，则称为准公共产品。

公共卫生就属于一种准公共产品。准公共产品既有公共产品的性质，也有私人产品的性质，若全部由政府来提供，会因为其不完全的非竞争性和非排他性而导致资源使用效率的低下和混乱的状况，但如果全部由个人来提供，又会出现资源的集中、垄断等不公平的现象。因此，公共卫生应该由政府和个人来共同提供，并在一定范围内，通过收取费用的方式以获得部分公共卫生产品的"消费权"。

三、公共服务均等化理论

2018 年 1 月 27 日，国务院办公厅印发了《基本公共服务领域中央与地方共同财政事权和支出责任划分改革方案》，其中对进一步完善基本公共服务领域保障，提出了要"加快推进基本公共服务均等化，适时调整国家基础标准，逐步提高保障水平"。

基本公共服务，是在一国经济发展水平的基础上，国民不论种族、贫富，都应共同享有的服务范围的最小边界（陈昌盛和蔡跃洲，2007），公共卫生就是典型的基本民生性公共服务。基本公共服务均等化是在保障公民享受"底线服务"的基础上，实现不同群体和地区间服务供给的差异性，使得基本公共服务的供给水平和质量达到相对的公平，这种均等化绝不是"平均化"，而是普遍提供一定标准之上的基本公共服务。在此理论基础之上，我们研究公共卫生事权的划分，也是遵循这项基本公共服务在不同地区之间需求的差异性，合理划分政府间公共卫生事权。

四、财政支出效率理论

财政支出效率就是政府在履行提供公共产品的职能时，通过财政支出的方式配置资源所期望达到的效果与实际效果间的关系，一般可以分为资源配置效率和生产效率两个方面（肖海翔，2012）。资源配置效率即从宏观的角度来看，在某一公共产品的提供上，财政支出的总量应该达到相应的规模，支出结构应当合理，对于公共卫生财政支出而言，满足资源配置效率就是要求全国公共卫生支出总量达到一定规模，并且各省、市、县、乡级政府间的公共卫生支出比例均等化，能够满足基本医疗服务的供给，促进人力资本发展的需求。生产效率则是在资金的具体使用方向上进行合理的划分，如公共卫生支出用于基础医疗、计划生育等的资金分配情况。所以，研究公共卫生事权与支出责任在政府间的划分，就是要考虑在用于公共卫生支出的资金总量达到一定数量的条件下，如何合理地划分资金在各政府间支出的责任，使得公共卫生支出达到最优的资源配置效率和生产效率，产出也能够达到最大化的状态。

五、财政分权理论

财政分权理论研究的是如何根据国家政府的行政分级，合理划分政府间的财政关系，以达到区域经济的协调发展的目的。财政分权的核心就是中央政府给予地方政府一定自主计划税收收入预算和支出责任范围的权力。蒂布特在1956年发表的《地方支出的纯理论》中提出了财政分权的理论，认为居民"以脚投票"的行为，可以促进地方政府更有效的提供满足帕累托效率的公共服务。此后，马斯格雷夫、奥茨、钱颖一和罗兰等人对财政分权理论做了进一步的补充和发展，从财政职能方面分析了央地政府存在的合理性，并引入了政府官员与地方居民间的激励相容，对分权的机制进行了解释说明。总的来说，各级政府间的财政分权有利于减少信息获取的成本、提高资源配置效率、促进分配的公平性、引入竞争和创新机制，并有利于财政的监督。

公共卫生服务作为由政府提供的重要的公共产品，根据财政分权理论，地方政府能够拥有更加全面的掌握当地居民的健康状况，并适当地提供相应的卫生服务。但由于各地财力和医疗卫生水平存在差异，若全部由地方政府自主供给公共卫生服务，就会产生资源配置不均衡的情况。公共卫生服务关系着社会人力资本的保障，是促进经济稳定持续发展的重要因素之一，为了协调各地公共卫生服务的数量与质量，中央政府应对公共卫生事权与支出责任进行统筹规划，领导公共卫生服务的全面开展。

第四节　研究方法要点

一、研究方法

本书基于公共财政及国家治理的视角，以研究公共卫生支出事权与支出责任为中心内容，综合运用公共管理学、财政学、税收学等相关专业领域的知识，并将视野进一步拓展到行政学、法学、政治学等领域，学科之间融会贯通、相辅相成，以全面、专业的角度对公共卫生事权与支出责任划分问题进行深入分析。根据研究的需要，主要运用了文献研究法、实证分析、规范分析和比较分析等研究方法，具体如下：

（1）文献研究法

本书从公共财政理论出发，围绕政府治理、政府职能、公共物品、公共卫生事权与财权、支出责任划分、转移支付制度、医疗卫生体系改革、财税体制改革等问题，广泛而系统地搜集了许多国内外学术期刊、学位论文、专业书籍、国家政策文件、报纸、研究报告、工作报告、法律条文、统计年鉴等文献资料，并对这些文献资料进行了系统整理和归类，在使用时细心地鉴别和取舍。通过对文献资料的梳理，对当前关于公共卫生政府间事权与支出责任的理论基础、划分依据、基本原则、划分现状、发展过程等有初步的认知与了解。文献研究法是本书使用的主要方法，贯穿于全文。

（2）定性与定量分析相结合

在本书的研究中，定性分析可以给出精确的概念，提供理论的范式和研究的基础。而定量分析使得经济分析更准确、科学和实用，从而可以找到更具有现实操作性的政策建议。首先是从定性方面对公共卫生、公共卫生支出、公共卫生事权与公共卫生支出责任等概念进行了界定，并对公共卫生政府间事权与支出责任划分的理论基础、指导思想等进行了定性分析。其次根据现有的数据，从结构和规模角度，分析了我国公共卫生支出责任的现状，更直观地了解目前我国公共卫生领域政府间事权与支出责任划分方面所存在的问题。

（3）规范分析和实证分析相结合

规范分析，就是以主观价值判断为指导，从而建立价值判断标准，研究如何看待问题、制定何种政策使其合乎标准，解决的是"应该"或"不应该"的问题。实证分析，是以从实际的经济现象中，总结、归纳出来的理论前提和假定为出发点，客观的分析各种经济现象的关系，以期能够解释既定的经济事实、分析经济社会运行状况、预测未来发展趋势，解决的是"是"或"不是"的问题。在研究中，我们采取了规范分析的方法。事权划分方面，公共产品理论为公共卫生的公共性提供了良好的解释，财政分权理论则有效的证明了地方政府存在的必要性，各级政府公共卫生支出责任的划分通过委托－代理理论得到了阐明。在分析我国政府间公共卫生支出责任划分现状中，运用描述统计对政府卫生支出的规模、结构进行了分析，同时，通过中央数据分析出中央政府与地方政府在事权与支出责任中存在的普遍问题，通过对代表性省、市、县的数据分析，结合其区域悟征，分析出在地方政府存在的普遍性问题基础上的特殊性。

（4）比较分析法

古今对比，我们在梳理我国政府间公共卫生支出责任划分的历史变迁的同时，用实证分析的方法测评了当前我国公共卫生支出责任划分的合意性；中外对比，我们选取了不同国家结构形式下的部分代表性国家，介绍了其公共卫生事权与支出责任划分的现状，与我国公共卫生支出事权与责任划分的现状进行对比分析，借鉴世界各国在公共卫生事权与支出责任划分方面的相关经验，以此提供更加适应于我国现状的对策与建议，这对解决我国的实际问题大有裨益。

（5）理论与实践相结合

公共卫生政府间事权与支出责任划分既是一个理论问题，也是一个实践问题。从理论层面看，财政分权理论、公共产品理论、博弈论等奠定了地方政府之间分工合作的基础；从实践层面看，因政治体制、经济体制、经济发展水平、地理状况以及文化传统等方面的差异，各国关于政府之间公共卫生事权与支出责任的划分具有各自的特征，因此在借鉴外国经验的同时，选择与本国实际国情相匹配的地方政府间公共卫生事权与支出责任体制，并且要采取有效措施确保地方各级政府间事权与支出责任的相匹配。在借鉴和遵循上述理论的基础上，结合当前我国政府间公共卫生事权与支出责任匹配的实际情况，对政府间公共卫生事权与支出责任的划分问题进行研究，并且提出相关的政策建议。

二、研究内容与技术路线图

本书在公共财政框架下，以公共服务中的公共卫生为研究对象，拟从政府间财政关系的理论基础以及事权与支出责任的具体概念与理解入手，首先对当前我国政府间公共卫生事权与支出责任的划分现状进行阐述，其次分析我国政府间公共卫生事权与支出责任划分的现状及存在的问题，并分析造成这些问题的原因，最后在借鉴外国发达国家对公共卫生事权与支出责任的划分的经验基础上，对我国政府间公共卫生事权与支出责任的划分提出合理的政策建议。

导论部分论证了选题的背景、理论价值和实践意义，并对目前国内外相关研究成果进行了梳理，在此基础上形成了本书的基本思路和研究方法。

第一章旨在论证合理划分医疗卫生领域财政权责的理论依据及其必要性。首先对研究涉及的相关概念"公共卫生与公共卫生支出""事权与支出责任""公共卫生事权与支出责任"进行界定，以期厘清当前可能存在的理论误区；其次，以经典的外部性理论、公共产品理论、公共服务均等化理论、财政支出效率理论、财政分权理论为主体形成完整划分公共卫生领域政府间事权与支出责任关系的理论基础。

第二章回顾了改革开放以来我国政府卫生体系改革与财政体系改革的历程，为之后的数据解读提供政策背景。

第三章在详细介绍我国卫生体系结构的基础上，对当前我国宪法、法律、行政法规、部门规章以及规范性文件中有关公共卫生领域事权划分的规定作了梳理，分析了当前政府与市场对公共卫生领域供给责任的分担情况以及政府间公共卫生事权分担情况。

第四章以"政府卫生支出"作为公共卫生支出责任的衡量指标，从规模、结构、经济增长一致性、转移支付四个方面，运用相关数据定量分析了我国当前公共卫生支出责任的划分现状。

第五章结合第三、四章的现状分析，总结了当前我国公共卫生事权与支出责任划分存在的问题及原因分析。

第六章对国外公共卫生领域事权与支出责任的划分情况作了介绍，以期为我国划分规则的改进、划分合理性的提升提供参考和借鉴。首先，本书以英国和日本为例，介绍了单一制国家在划分公共卫生领域事权与支出责任时的主要做法，其主要特点是中央政府在整个过程当中发挥着主导作用；其次，本书以加拿大、美国和澳大利亚为例，介绍了联邦制国家公共卫生领域事权与支出责任的分担情况，其主要特点是市场在医疗卫生领域发挥着重要作用，特别是美国，医疗卫生市场化程度较高；最后，本书在综合各个国家做法和经验的基础上，结合我国的实际情况，提炼出了可供我国借鉴的合理划分公共卫生领域事权与支出责任的国外经验。

第七章在前文的基础上，结合当前我国中央和各地的相关文件，对改进公共卫生领域事权与支出划分规则进行梳理，进而对提升政府间公共卫生事权与支出责任划分的合理性提出了科学、可行的建议。首先，划分规则的改进需要遵循受益和效率相结合原则、职能下放原则、事权与财力匹配原则、法律规范原则、信息处理复杂性原则和激励相容原则，以保证每一项划分规则的改进都能切实起到增强划分合理性的作用；其次，在改进划分合理性的具体举措方面，本书认为要着眼于造成当前划分不合理的主要问题，进而对症下药、量体裁衣，针对性地提出具体的解决措施，即提出通过立法规范公共卫生事权的划分，然后加强政府在公共卫生领域的主导地位，并完善转移支付制度，建立财力与事权相匹配的划分方式，最后建立动态公共卫生事权与支出责任划分机制。

本书旨在分析进而解决当前我国医疗卫生领域财政权责划分存在的问题，由此，本书基于财政法、财政学相关理论，以"财政事权和支出责任相适应"为原则，提出了解决我国医疗卫生领域财政权责划分问题的可行方案。本书总体上遵循"提出问题—理论基础—现状刻画—实证分析—问题发现—借鉴经验—提出对策"的基本思路，围绕主题依次展开论证。具体研究框架和技术路线如图 1-2 所示：

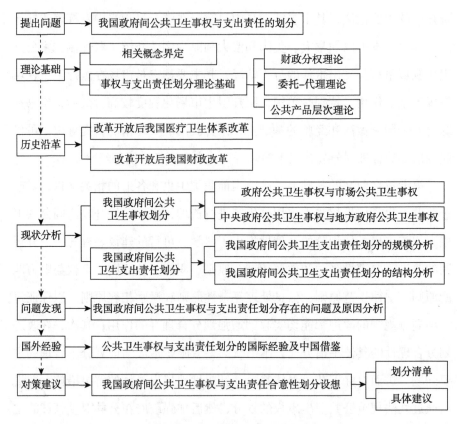

图 1-2　研究思路及技术路线图

三、创新点与不足

本书创新之处首先在于总结了我国现有相关政策文件中公共卫生事权划分现状，为事权划分体系的构建和改进奠定了现实基础。其次，指标及样本选择全面。指标选择方面，本书通过对公共卫生支出规模的总量分析入手，从绝对量和相对量两个方面对我国公共卫生支出规模进行分析，并得出了我国公共卫生支出总量不足的结论。对公共卫生支出结构的分析，主要从总体使用结构、分配结构和政府负担结构三个方面进行分析比较，得出我国公共卫生支出结构不合理的论断。比起同类的研究看，数据更详实，内容更具体。对比分析样本选择方面，文中进行对比分析时不仅仅只分析国外与本国情况的对比，同时选择了国内两个省份进行对比分析，相比较只进行国内外对比，增加了国内不同省份之间的对比，由此总结出的经验借鉴更加具有代表性。最后，本书系统性地梳理了国际公共卫生事权与支出责任划分的现状与相关研究，为我国提供了充足的经验借鉴，并在此基础上构建了我国中央与地方政府公共卫生事权划分思路，为后续公共卫生事权的划分对策提供了详实具体的参考。

不足之处在于囿于数据的可得性，本书在定量研究方面做得还不够充分，有待在后续研究中予以弥补。另外，关于政府间职能的分散与重叠现状及原因研究还需进一步的调研。

第二章 我国公共卫生事权与支出责任划分的历史沿革

新中国成立以来，我国财政体制和医疗卫生体系分别经历了几次大的历史改革，伴随着这几次改革的发生，公共卫生事权与支出责任的划分，也历经了几个不同的发展阶段。总的来说，我国财政体制和医疗卫生体系的改革是从 1978 年改革开放，即市场经济的普遍推行开始的。在此之前，财政上实行统收统支，公共卫生方面也是依据政府行政组织的形式进行设立，由卫生部统筹规划，分为城市和农村两大系统，城市医疗卫生主要由国家和集体的预算经费与企业工资里占一定比例的医保金额来保障，农村医疗卫生的建设则由农村集体经济和赤脚医生来实现。

第一节 医疗卫生体系改革

改革开放后，我国的医疗卫生体系经历了从市场化扩张，到以政府为导向，在分级诊疗、现代医院管理、全民医保、药品供应保障、综合监管等 5 项制度建设为重点的基础上继续深化医疗卫生体系改革的过程。主要可以分为下面六个阶段。

一、恢复阶段（1978~1984 年）

改革开放前期，我国经历了困难时期和文化大革命等特殊历史时刻，导致国家机构管理混乱，各级政府责任不明晰，由此出现了基本医疗卫生服务无法保障等状况。改革开放后，围绕社会主义现代化建设的核心工作，为了整改十一届三中全会前医疗卫生机构国家所有制的结构，调动医务人员和医疗机构的积极性，医疗卫生部门也有了新的规划建设。

1979 年 4 月，为进一步对医疗服务领域进行规范，在《关于加强医院经济管理试点工作意见的通知》中明确提出了对医疗机构实行定额管理制的要求，即建立规范的规章制度和岗位责任制，并在不同地区医院进行试点。紧接着，国务院转批了《关于允许个体开业行医问题的请示报告》，改善了医疗机构全面国有制的局面，个体医疗机构得以开业行医，对促进医疗卫生行业的积极性起到了十分重要的作用。1981 年发布的《医院经济管理暂行办法》和《关于加强卫生机构经济管理的意见》进一步指出了医疗卫生机构应更加注重经济效应和医疗成果的产出，合理配置卫生资源，增收节支减少亏损。根据 1982 年《全国医院工作条例》和《医院工作制度》等由卫生部发布的文件内容，各地医疗机构的管理形式更加的多样，公费医疗和劳保医疗开始按成本收费，缓解了以往因公费医疗而导致的医疗资源浪费和低效等状况。

二、发展阶段（1984~1992 年）

随着 1984 年十二届三中全会的召开，我国各行各业依次开始了经济体制改革。公有制卫生机构在前期加强了经济管理体制改革的基础上，医疗卫生体制自身的多样化改革也正式拉开了帷幕。

这一阶段，为推动卫生领域内市场经济体制改革，国务院先后转批了卫生部《关于卫生工作改革若干问题的报告》和《关于扩大医疗卫生服务有关问题的意见》，文件中明确指出了鼓励集体卫生机构和个体医疗的发展，促进卫生事业的改革，优化医疗卫生机构收费制度。这就要求政府放权简政，搞活卫生工作，扩大医院自主权；调整医疗卫生机构收费标准，实施"以副补主""以工助医"等政策；形成以公有制为主体，多形式并存的办医格局（李玉荣 2010）。

三、市场化阶段（1992~2003 年）

以公有制为主体，多种形式并存的医疗卫生系统基本形成后，医疗卫生体制的改革开始侧重于融资渠道的扩展，市场化的加深以及医疗保障救助体制的进一步完善。

首先，1992 年 9 月颁布的《关于深化卫生改革的几点意见》中提出了要拓宽医疗系统的卫生融资渠道，进一步完善卫生医疗的补偿机制；同时加强经营开发，增强卫生经济实力。其次，国务院分别在 1997 年和 2000 年公布了《关于卫生改革与发展的决定》《关于城镇医疗卫生体制改革的指导意见》和《关于城镇医疗机构分类管理的实施意见》，其中强调了要适应社会主义市场经济的发展，逐步建立起宏观调控有力、微观运行富有生机的新体制，指出了要将医疗机构分为营利性和非营利性两类来进行管理，改革药品流通体制，实行医药分家，并在城镇职工医疗保险制度和城市卫生服务体系等方面做出了具体的规定。最后，1998 年和 2000 年颁布的《关于建立城镇职工基本医疗保险制度的决定》和《关于进一步加强农村卫生工作的决定》，以及 2003 年下发的《关于实施农村医疗救助的意见》中，对我国城镇医疗保障制度和农村贫困家庭救助制度等方面进行了规定，初步确立了我国城镇职工医疗保险制度的任务和原则，明确了农村医疗救助制度的救助对象、救助办法和申请程序等内容。

四、转型阶段（2003~2008 年）

随着医疗体制市场化改革的不断深入，医院自负盈亏、自主管理进程的推进，医疗费用的价格快速增长，"以药补医"的现象越来越普遍，暴露了我国医疗卫生服务体系存在的诸多问题。在这一阶段期间，哈尔滨的"五百五十万元天价医药费"事件 ①，非典、流感等大型的疫情在全国范围

---

① 腾讯新闻 . 国家卫生部透露：将彻查 550 万天价治疗费用一案 . （2015-12-04）. https：//news.qq.com/a/20051204/001066.htm

内的暴发，都展现了医疗卫生体系市场化的弊端。2005 年，时任卫生部政策法规司司长的刘新明在"医院与医药企业峰会"指出"市场化非医改的方向"，在总结之前医改中存在的问题和不足的基础上转变医改方向，进入一个新的发展阶段。

2006 由 11 个部门组成的医疗卫生改革协调小组成立，随之，协调小组就委托研究机构对医改进行独立、平行研究并提出建议。2007 年，中共十七大的召开，明确了医改"人人享有基本医疗卫生服务""坚持公共医疗卫生的公益性质"和"强化政府责任和投入"的指导原则。

五、强化阶段（2008 年至今）

《中共中央国务院关于深化医药卫生体制改革的意见》（新医改），于 2008 年开始在网上公开征求意见，并于 2009 年正式颁布。《意见》强调了医疗卫生的公益性，明确了政府在公共卫生领域的支出责任，加大政府对卫生的投入力度，构建全民公共卫生服务体系、医保体系、药品供应体系，提高全民健康水平；医保付费机制、法人治理运行机制、财政价格补偿调控机制等医疗改革在各地试点展开。

此后，城镇居民医保在全国范围内展开并将在校大学生纳入其医保范围，中央财政负担的医疗卫生支出则累计达到了 2490 亿元。2011 年，公立医院改革拉开序幕，提出完善公立医院法人治理机制，合理制定院长任用制度和绩效考核制度；改革以药补医机制，控制医药费用；优先建设发展县级医院，加强县级医院对乡镇卫生机构、城市公立医院对社区卫生机构的支持；加强医疗安全质量监管，展开医疗安全质量控制评价工作等内容。

国务院于 2015 年发布的《关于控制公立医院医疗费用不合理增长的若干意见》和 2016 年发布的《关于在公立医疗机构药品采购中推行"两票制"的实施意见（试行）的通知》继续深化公立医院改革和药品价格改

革,不断推进新医改的进程,解决药品、医疗服务价格居高不下的状况。

2016年国务院发布了《关于整合城乡居民基本医疗保险制度的意见》,提出要建立统一的城乡居民基本医疗保险制度,从而加快建设覆盖全民、城乡统筹、权责清晰、保障适度、可持续的多层次社会保障体系。

第二节　财政体制改革

从新中国成立初期至今,我国经历了由计划经济体制到市场经济体制的根本性转变,相应的财政体制也经历了由高度集中的管理体制到中央统一领导的分级管理体制等一系列的变革。财政体制在调节央地关系和统筹市场发展等方面都具有十分重要的作用,改革开放前我国财政体制强调"全国一盘棋""上下一本账",之后才逐渐开始分级管理体制的改革。为了更加直观的了解央地分权的历史沿革,本书将对改革开放后的财政体制改革进行整理与研究,了解财政体制的改革有助于理解政府间事权与支出责任的划分。

一、划分收支、分级包干阶段(1979~1993年)

由于改革开放前期财政"收支大包干"的体制并没有取得预期的效果,1980年开始财政实行"划分收支,分级包干"的财政管理体制,即按照事业单位的隶属关系,划分央地间的收支范围。这一时期,属于中央政府的收入主要包括中央所属企业收入、关税收入和中央其他收入,中央政府的支出有中央的基本建设投资、中央企业的流动资金、国防战备费、对外援助和中央的事业费等。属于地方政府的收入主要包括地方所属企业的收入、纳税、农牧业税、工商所得税地方税和其他地方收入,地方政府的支出有地方的基本建设投资、地方企业的流动资金、支援农业支出、地方各项事业费、抚恤和社会救济及地方行政管理费等。随后1985年又实行"划分税种、核定收支、分级包干"财政体制，中央与地方财政按比例分成。

此外，这一阶段我国的税制也取得了较大的进步。1980 年到 1981 年，我国先后制定颁布了《中外合资经营企业所得税法》《个人所得税法》和《外国企业所得税法》，加快对外开放的步伐。1983 年 11 月，国务院颁布《关于对农林特产收入征收农业税的若干规定》，规范了农业税的征税范围。1984 年 9 月，国务院颁布了《中华人民共和国产品税条例（草案）》、《中华人民共和国增值税条例（草案）》和《中华人民共和国营业税条例（草案）》。关于流转税制条例的颁布，不仅标志着我国以流转税为主的税收体系初步建立，同时这也是我国税制改革的开始。此后 1987 年《中华人民共和国海关法》的颁布实施和关税条例的修订，为我国关税制度的健全和完善提供了法律依据。1988 年，恢复和开征印花税、筵席税和城镇土地使用税，进一步完善税制改革。

1992 年《国家预算管理条例》规定开始实行复式预算，即把国家预算分为经常性预算和建设性预算。《预算条例》规范了政府预算的编制，随后在 1995 年被《中华人民共和国预算法》取代。

二、分税制改革阶段（1994~ ）

1994 年 1 月 1 日起实行的国务院《关于实行分税制财政管理体制的决定》，中央与地方财政的收入有了稳定的增长机制，是我国财政史上具有里程碑意义的重要事件。分税制的核心思想，就是要正确处理中央与地方两者间的分配关系，从而调动两个积极性，促进国家财政收入持续、合理的增长，其主要内容有中央与地方税收种类与比例的划分、中央与地方事权和支出的初步划分以及中央对地方税收返还数额的确定标准。分税制要求在明确划分各级政府间事权与支出责任的基础上，按照事权与财权相统一的原则，划分中央和地方税收管理权限和税收收入归属，并建立相应的政府间转移支付制度。分税制改革实施加之改革开放的红利，我国经济得到了持续快速的发展，同时税收征管不断强化，因此中央财政收入显著提高，在促进公共服务均等化方面的宏观调控能力有所增强。1994年至2017年，中央财政收入由5218.1亿元增长到172566.6亿元，增长了33.07倍。

表2-1 1994~2017年中央财政收入及其占比　单位：亿元、%

年份	全国财政收入	中央财政收入	比重
1994	5218.1	2906.5	55.70%
1995	6242.2	3256.6	52.17%
1996	7408.0	3661.1	49.42%
1997	8651.1	4226.9	48.86%
1998	9876.0	4892.0	49.53%
1999	11444.1	5849.2	51.11%
2000	13395.2	6989.2	52.18%
2001	16386.0	8582.7	52.38%
2002	18903.6	10388.6	54.96%
2003	21715.3	11865.3	54.64%
2004	26396.5	14503.1	54.94%
2005	31649.3	16548.5	52.29%
2006	38760.2	20456.6	52.78%
2007	51321.8	27749.2	54.07%
2008	61330.4	32680.6	53.29%
2009	68518.3	35915.7	52.42%
2010	83101.5	42488.5	51.13%
2011	103874.4	51327.3	49.41%
2012	117253.5	56175.2	47.91%
2013	129209.6	60198.5	46.59%
2014	140370.0	64493.5	45.95%
2015	152269.2	69267.2	45.49%
2016	159605.0	72365.6	45.34%
2017	172566.6	81119.0	47.01%
2018	183359.8	85456.5	46.61%

此后，又相继出台了政策在增值税、营业税、所得税、出口退税、资源税等方面进行了改革，不断完善我国税制体系。现阶段，分税制改革确立了我国流转税为主，所得税为辅，其他税种为必要弥补的混合税制结构。其中，2016年全面"营改增"的实行，增值税成为了最主要的流转税种，中央和地方按 75∶25 的比例分成。根据国务院《医疗机构管理条例》的内容，公立医院是纳入国家财政预算管理的机构，属于财政收入和上级科技主管部门拨付的纵向科技收入均是增值税免税项目，不需要缴纳相关的增值税 ①。

三、部门预算和国库集中收付制度改革阶段（2000~ ）

2000年开始进行部门预算改革。以往财政部的预算草案在每年的三四月份经人民代表大会审查批准后，还需与各部门沟通协商、项目上报确定，最终将预算分配给中央各相关部门，但财政分配的实践已经先于预算分配进行，预算的指导性意义和对各执行部门的约束力就大大降低了，不利于预算的执行。

为了更好地落实《预算法》规定的预算编制时间，提高预算的时效性，1999年全国人民代表大会提出了对预算编制工作的改进和规范，并于2000年开始，所有中央一级预算单位编制了部门预算。2001年，除了国防部、安全部和中国人民银行外的其他26个国务院部门细化的部门预算全部上报全国人民代表大会，与此同时推进地方政府部门预算的编制。

为适应我国的政治经济体制，经1998年至2001年的研究规划，财政部建立了以国库单一账户体系为基础的财政资金管理模式和以集中收付为主要形式的国库管理制度，并于2001年在中央试点改革，"十五"期间在中央和地方全面推广实施。

---

① 赵凤萍.营改增后公立医院增值税纳税情况分析及对策［J］.中国管理信息化,2018（3）：20-21.

四、省级以下财政体制改革阶段（2002~ ）

随着我国分税制财政体系的逐步完善，财权上收，中央财力不断加强，地方财政尤其是县乡级别财政困难的问题日益凸显。2005 年，财政部印发了《中央财政对地方缓解县乡财政困难奖励和补助办法》的通知，其中决定了实施"三奖一补"的政策，初步建立县级财力保障机制，帮助县乡解决财政困难的问题。继而 2006 年发布《进一步推进乡财县管工作的通知》，对乡镇财政资金管理和乡镇财政收支行为进行了规范调整，以期防范和化解乡镇政府的债务风险。2007 年继续完善转移支付制度，在转移支付的管理与分配、项目整合及资金拨付等方面进行规范，协调区域发展。

为了促进县域经济的均衡发展，理顺省级以下地方政府财政关系，2002 年以来创新了"省直管县"的财政体制，并于 2009 年下发了《关于推进省直接管理县财政改革的意见》，提出 2012 年底前在全国全面推进"省直管县"的财政改革。

五、合理划分事权与支出责任阶段（2012~ ）

"事权和支出责任划分不仅是财政问题，更是国家治理的基本问题。"[①] 十八届三中全会首次提出了要合理划分中央与地方经济管理权限，调动中央和地方两个积极性，此后在事权与支出责任的划分方面做了相关有益的探索和研究，但仍然存在诸多问题。十八大以来，在合理划分事权与支出责任方面取得了积极的进展，党中央、国务院出台了 50 件文件对经济体制、生态环保、市场监管、民生保障、政法、国防、外交等多个领

---

① 财经小虾米.楼继伟谈事权和支出责任划分：需进行实体化改革 日本经验值得借鉴.（2018-4-23）https://mp.weixin.qq.com/s？src=11&timestamp=1531965968&ver=1007&signature=oS1m2QP3gIZ9cR7JI-43QJVExG99qWyxr6Jfog61wkFI9ZGq*MhGYf3f77LhpCPhsrwkOqDt2H3l-UsXskQ9rlhOr2l6dBxUm5RqZubjOJ9QYdySje80Z*perXDTzigM&new=1

域相关的政府间事权和支出责任划分进行了说明①。2018年《基本公共服务领域中央与地方共同财政事权和支出责任划分改革方案》明确提出了要规范事权和支出责任在央地政府间的分担方式、完善转移支付制度和推进省级以下支出责任划分的改革。

第三节 公共卫生事权与支出责任划分的重要性

综上所述，我国医疗卫生体制改革和财政体制改革的历程大致如图2-1所示。

医疗卫生体制改革历程	财政体制改革历程
恢复阶段 1979	1979 划分收支、分级包干阶段
发展阶段：公有制为主体、多种所有制并存的办医格局 1984	
市场化阶段 1992	1992《国家预算管理条例》复式预算
	1994 分税制改革阶段
改革药品流通体制，分类管理城镇医疗机构 1997	
《关于建立城镇职工基本医疗保险制度的决定》2000	2000 部门预算改革
	2001 国库集中收付制度改革
	2002 省以下财政体制改革阶段
转型阶段 2003	
	2005 "三奖一补"保障县级财力
	2006 乡财县管
强化阶段：深化医药体制改革 2008	
	2009 推进省直管县改革
	2012 事权和支出责任的划分改革
深化公立医院和药品价格改革 2015	
整合城乡居民医疗保险制度 2016	
	2018《基本公共服务领域中央与地方共同财政事权和支出责任划分改革方案》

图 2-1 我国医疗卫生体制改革和财政体制改革的历程

---

① 楼继伟.深化事权与支出责任改革 推进国家治理体系和治理能力现代化［J］.财政研究,2018（1）.

从医疗卫生体制改革和财政体制改革的历程对比中可以看出，改革开放的初期医疗卫生体制处于恢复阶段的时候，财政体制一直延续着划分收支、分级包干的制度，地方政府财力还较为充足，有助于医疗卫生体制的恢复建立。随着我国改革开放的进一步深入，医疗卫生体系的收费标准也有相应的调整，鼓励集体卫生机构和个体医疗的发展，形成公有制为主体、多种所有制并存的办医格局。

1992 年开始，财政体制也在多方面进行了改革。首先是《国家预算管理条例》的出台规范了复试预算的制度，加强对财政资金支出的管理；其次是分税制改革对财政收入的划分，提高了中央财政收入，确立了财政收入稳定的增长机制。与此同时，医疗卫生体制的市场化程度不断加强，融资渠道不断拓展，一定程度上减轻了财政支出的负担，适应了分税制改革导致的地方政府财政收入减少，此外还将医疗机构分类进行管理，改革药品流通体制，并完善了医疗救助体制。

进入新世纪后，医疗卫生体制过度市场化的弊端也逐渐显现，医疗资源分布不均、财政公共卫生投入不足导致的医药费用过高等问题急需改善，因此，增加财政对公共卫生的投入，加强对医疗机构等的监管力度，成为了医疗卫生体制改革的转折点。此时，由于分税制改革后地方政府财政收入降低，但地方政府承担的行政事权并没有明显的减少，基层政府的财政负担日益加重，2002 年开始进行省级以下财政体制改革。2002 年至 2012 年间，省级以下财政体制改革的重点主要集中于完善财政转移支付制度，增加基层政府财政收入，保证基层政府事权的顺利履行。但是，仅仅在财政收入上对省级以下财政体制进行完善，并不能保证对医疗卫生体系进行全面到位的管理，而 2012 年开始进行的政府间事权与支出责任划分的改革，有助于理清各级政府在监管医疗机构、承担卫生支出方面的职责和责任，也是构建国家治理框架下的现代财政体制的必经之路。

第三章　我国政府间公共卫生事权划分现状

本章将在梳理我国公共卫生体系结构的基础上，对政府间公共卫生事权的划分现状进行详细的介绍。其中，具体事权划分内容是在收集、参阅了《传染病防治法》《国家基本公共卫生服务规范（第三版）》《母婴保健法》《突发公共卫生事件应急条例》《食品安全法》《食品安全法实施条例》《药品管理法》《药品管理法实施条例》《学校卫生工作条例》《关于城乡居民基本医疗保险制度的意见》《中华人民共和国城镇职工医疗保险条例》《关于进一步完善医疗救助制度全面开展重特大疾病医疗救助工作的意见》、安徽省《公共卫生服务及妇幼健康、计生特扶实施办法》、佛山市顺德区卫生和人口计划生育局事权划分表等相关政府政策文件、法律法规的基础上整理所得。

第一节　我国公共卫生体系结构

改革开放至今，我国医疗卫生体制历经了数次变化，一定程度上缓解了医疗资源短缺等问题。如今，我国基本形成了以政府行政部门为决策主体，各级医疗卫生机构共同参与的公共卫生管理体系。

一、中央卫生主管部门

中央政府是公共卫生管理的核心，在公共卫生体系中起着至关重要的决策和监管作用，其主要组成部门有中华人民共和国国家卫生健康委员会[①]、中华人民共和国民政部和中华人民共和国人力资源和社会保障部。其中，国家卫生健康委员会主要负责公共卫生相关法律政策的草拟、具体卫生工作规划和实施方案的制度、对各级医疗卫生机构工作的监督、食药品及毒性物质的监管、医学技术的制度、科研规划和医疗健康教育的宣传等，是公共卫生事务管理的主要部门。民政部主要负责指导地方社会救济和全国救助管理站的工作。人力资源和社会保障部和国家卫生健康委员会共同负责医疗保险制度的管理工作。此外，人力资源和社会保障部还承担着职病人的社会保障工作等方面的内容。

二、地方卫生服务部门

与中央卫生部门主要负责决策和监管职责不同的是，就近为公众提供公共卫生服务是地方卫生部门的重点职责所在。与行政组织结构相似，我国分别按照省、市、县的行政级别划分方式设立了各级卫生行政部门、妇幼保健院、公立医院、社区卫生站和乡镇卫生院等，这些公共卫生机构各司其职，形成了我国公共卫生体系的基础。总的来说，地方卫生服务部门可看作由疾病预防控制体系、卫生监督执法体系、公共卫生应急指挥体系、医疗救治体系和监测、预警和报告信息网络体系五个方面共同构成[②]。

（1）疾病预防控制体系

我国的卫生工作方针指出要以"预防为主"，因此各级疾病预防控制中心在我国公共卫生领域内起着至关重要的作用。如今，我国形成了以中国疾病预防控制中心为首，省市县三级卫生防疫站、预防保健中心为主体，连同社区卫生服务中心、乡镇卫生院和村（居民区）卫生室，覆盖到最小单位行政区域的全方位疾病预防控制网络。

---

① 2018年3月，根据第十三届全国人民代表大会第一次会议批准的国务院机构改革方案，将国家卫生和计划生育委员会的职责整合，组建中华人民共和国国家卫生健康委员会。

② 陶芳标，马骁，杨克敌.公共卫生学概论［M］.科学出版社，2009.

（2）卫生监督执法体系

卫生监督机构在同级卫生行政部门领导下，依法执行卫生监督执法任务，其主要职责包括依法监督管理公共场所及学校等卫生工作；依法监督管理日常饮食、日用化妆品和家纺产品、生活饮用水等的卫生安全；依法监督医疗卫生体系内执业人员的执业活动，监察医疗服务市场，同时打击非法行医和非法采供血行为；依法监督传染病防治工作；承担法律法规规定的其他职能。

（3）公共卫生应急指挥体系

2001年"非典"的暴发，暴露了我国疾病预防体系"机构不少，功能不强"和"防止脱节，缺乏合力"的弊端。此后的2004年，我国建立了由国家应急指挥中心、省级应急指挥中心和地市级应急指挥中心组成的三级应急指挥体系，突出强调"部门协调、地区联防"。此外，各级政府建立由医疗卫生机构、疾病预防控制和卫生监督机构、大专院校和有关部门中各类相关专业技术人员组成的公共卫生应急处置专家委员会。各级疾病预防控制机构、卫生监督机构、医疗救治机构和相关部门建立相应的突发公共卫生事件应急处置队伍。

（4）医疗救治体系

各级各类医疗机构、各院前急救机构（急救中心、站）及采供血机构等组成医疗救治服务网络。省和设区的市应建立独立或依托于综合性大医院的复合规范要求的传染病医院或后备医院；各级综合性医院应设置倡导、呼吸道等传染病专科门诊；根据当地传染病防治工作的需要，建立符合隔离要求的独立传染病房（区）；省应建立独立建制的急救中心；各市应建立独立建制的急救中心；县（市、区）设置急救中心或急救站。

（5）监测、预警和报告信息网络体系

遵照"预防为主，动员全社会参与，为人民健康服务，为社会主义现代化建设服务"的方针，利用国家信息网的现有基础，整合、调用社会信息网络资源，构建全方位连接省、市、县三级政府各卫生相关部门，高效、快速、通畅的信息网络，并逐步扩展至乡镇（街道）卫生院（社区卫生服务中心）、村（居民区）卫生室（卫生服务站），扩大卫生信息网络的覆盖范围。

第二节　事权划分现状

一、公共卫生事权政府与市场边界的确定

合理划分政府公共卫生事权，首先就要明确公共卫生服务中政府与市场边界的划分问题。区别于个人医疗保健和社会供给医疗卫生服务，公共卫生服务具有较强的外部性，公共卫生服务的供给水平不仅关系着个人的身心健康，更是影响着整个社区乃至社会的健康与安全。

从前文论述的我国医疗卫生体制改革的过程中可以看出，改革开放后的 20 年，医疗卫生体制的改革始终围绕着市场化展开，以期通过市场化来提高医疗服务的质量和效率。但医疗卫生服务需求的不断增长和政府监管的缺失导致了较严重的市场失灵，医疗资源分布不均、费用增长过快、价格管理混乱等现象都说明了医疗卫生服务供给中的"政府失责"。2005年卫生部提出"市场化非医改的方向"之后，政府加强了医疗卫生服务方面的监管和财政投入，保障群众公共卫生服务和基本医疗服务的消费不受影响。

公共产品理论为公共卫生事权在政府与市场间的边界划分提供了依据。公共产品（Public goods），相对于私人产品，是指人们在消费或者使用该产品时，具有非竞争性和非排他性的物品。非竞争性就是该产品的边

际成本或者边际拥挤成本为零，即每增加一个消费者，不会增加供给者提供该产品的边际成本，也不会影响其他消费者对该产品的消费数量，所以该产品不存在消费的竞争性，如国防和外交。非排他性就是指该产品一旦被提供，就不能排除他人共同享用，或排除的成本非常高，如雾霾的治理和环境的保护。同时具有非竞争性和非排他性的产品就是纯公共产品，纯公共产品因为其非竞争性和非排他性的性质，基本无法由个人来提供，必须由政府负担起纯公共产品提供的责任。只具有非竞争性而没有非排他性，或没有非竞争性只有非排他性，或只在一定条件下满足非竞争性和非排他性的物品，称为准公共产品。

大部分的公共卫生服务，比如卫生监督、计划免疫、传染病监测、传染性的预防与控制、安全的饮用水、环境卫生、健康教育、医学科研和医学教学等，都是具有非竞争性和非排他性的纯公共物品，着重于通过社会公共的方式来提升卫生水平、加强疾病的预防与传染，通常情况下是由政府来进行有效的提供的。但部分公共卫生服务项目，如妇幼保健和计划生育服务，在消费时会产生一定利益的外溢，其价格不能全部反映成本及收益，属于准公共产品。此外，大部分医疗服务和药品的消费是可以实现完全排他的，其价格可以由市场的竞争规律所决定。然而，医疗服务和药品市场供需双方之间的信息往往不对称，供给方垄断现象和需求价格弹性的缺乏，使得医疗服务和药品的供给若全部由市场来提供会出现市场失灵的现象。医生和消费者之间不仅仅是服务提供者和消费者的关系，还存在着委托代理关系，由于医疗技术的专业性和复杂性，病人在就诊的时候往往将选择医疗服务的权利让渡给医生，医生就拥有了代理人和医疗服务提供者的双重身份，可以主导性的为病人选择医疗服务以及药品的方式和种类。如果不对医疗卫生服务进行正确的引导和监督，就会导致服务供给的质量下降、价格虚高和诱导消费等一系列市场失灵的现象发生。现阶段，公立医院是非全额补贴的非营利性机构，政府承担一部分公立医院的财政补贴责任，主要负责公立医院基本建设、大型设备购置、临床重点专科发展、人员培养培训、符合国家规定的离退休人员费用、政策性亏损补贴、医疗救助支付和基本药物增补等内容，医院自负盈亏自主管理。此外，由财政支出承担的城乡居民医疗保险制度为基础医疗服务的供给提供了保障。因此，在医疗服务方面，政府的事权主要集于公立医院的建设、医疗资源的均衡分配、基础医疗服务的保障等，市场更多的负责特需医疗服务、高精端医疗服务和其他药品的供给等内容。

2017 年国务院印发了《"十三五"推进基本公共服务均等化规划》的通知，其中在基本医疗卫生服务方面，要求孕产妇的每 10 万人死亡率要从 2015 年的 20.1‰下降到 2020 年的 18‰，婴儿死亡率要从 8.1‰下降到 7.5‰，5 岁以下儿童死亡率要从 10.7‰下降到 9.5‰。公共卫生作为政府提供的基本公共服务中重要的一部分，要实现上述的发展指标，缩小区域差距，就要进一步合理地划分政府间事权与支出责任，落实各级政府职责，完善公共财政体系。

二、中央与地方公共卫生事权的划分

（1）中央与地方政府共同事权

根据国务院办公厅印发的《关于推进中央与地方财政事权和支出责任划分改革的指导意见》，结合《"十三五"推进基本公共服务均等化规划的通知》，2018 年 1 月 27 日颁布的《基本公共服务领域中央与地方共同财政事权和支出责任划分改革方案》中规定可知，总体来看公共卫生服务关乎人民群众基本健康和生活质量，应由中央与地方共同承担支出责任，属于中央与地方共同财政事权范围。目前，中央与地方的共同财政事权项目暂定为八大类 18 项，其中公共卫生事权有两类，基本医疗保障和基本卫生计生。具体包括城乡居民基本医疗保险补助、医疗救助、基本公共卫生服务和计划生育扶助保障等内容。

事权相应的职责又可以继而分为决策职责、执行职责、支出责任、管理责任和监督责任。在与公共卫生事权相关的政策标准决策方面，根据《基本公共服务领域中央与地方共同财政事权和支出责任划分改革方案》中的规定，基本公共卫生服务和计划生育扶助保障的基础标准由中央制定，城乡居民基本医疗保险补助由中央政府下发相关文件制定指导性补助标准，地方政府结合各地实际情况确定具体补助标准，医疗救助则由地方政府结合实际自行制定标准。各事项的支出责任则是由分类分档转移支付进行具体划分。由于人类自然活动的空间限制和地方政府具有的地缘优势，将事项的执行、管理责任下放到地方政府会提高履行事权的效率，因此，提供公共卫生服务的具体责任实际上是由地方政府在承担，并由各级政府互相监督。

基本公共卫生服务方面，国家卫生健康委员会在《关于做好 2018 年国家基本公共卫生服务项目工作的通知》①中将人均基本公共卫生服务经费补助标准提高至 55 元，新增经费主要用于巩固 12 类基本公共卫生服务项目，不断提高和完善服务质量与内容；统筹安排免费提供避孕药具和健康素养促进两个项目的经费。中央财政将继续给予各级地方政府补助，省级政府负责中央补助资金的统筹使用，加大困难地区的补助力度，地方政府则应足额安排补助资金的使用。同时，为确保资金及时足额到位，进一步加快资金拨付进度，可灵活采取"先预拨、后结算"的方式。传染病防治工作方面，采取省级以上疾病预防控制机构统筹监测，设区的市和县级疾病预防控制机构具体落实应对的方式。在具体职责方面，省级以上疾病预防控制机构主要负责监测传染病的发生、流行以及分布，预测重大传染病的流行趋势，提出传染病的预防控制对策，并在必要的情况下，调查疫情

---

① 《关于做好 2018 年国家基本公共卫生服务项目工作的通知》http：//www.cnsf99.com/Home/Article/index/pid/458/id/459/aid/51533.

的暴发并开展传染病的病原学鉴定。对比而言，市和县级疾病预防控制机构的职责更加具体集中，主要在于根据本地情况，将具体的防疫工作和政策进行落实，如传染病预防控制规划、方案的实施，负责免疫、消毒、控制病媒生物的危害，传染病防治知识的普及宣传，并负责监测和报告本地区疫情和突发公共卫生事件等工作。

计划生育扶助保障，是对实行计划生育的家庭给予奖励扶助、优先照顾，在经济上得实惠、养老上有保障。对相应国家政策只有一个子女的计划生育家庭，夫妻年满60周岁后，由中央或地方安排专项资金进行奖助。2012年，奖助资金的标准由每人每月60元提高到了每人每月80元。2014年，将女方年满49周岁的独生子女伤残标准提高到城镇每人每月270元，农村每人每月150元；死亡家庭夫妻的特别扶助金提高到城镇每人每月340元，农村每人每月170元，同时将三级以上计划生育手术并发症对象纳入"特扶标准"范围。[1] 奖助经费由中央按照不同比例对东、中、西部进行补助。

城乡居民基本医疗保险补助方面，2016年国务院发布了《关于城乡居民基本医疗保险制度的意见》[2]，其中提出了城乡居民基本医疗保险制度的发展要统筹规划、协调发展；立足基本、保障公平；因地制宜、有序推进；创新机制、提升效能。《意见》指出，"城乡居民医保制度原则上实行市（地）级统筹，各地要围绕统一待遇政策、基金管理、信息系统和就医结算等重点，稳步推进市（地）级统筹。做好医保关系转移接续和异地就医结算服务。根据统筹地区内各县（市、区）的经济发展和医疗服务水平，加强基金的分级管理，充分调动县级政府、经办管理机构基金管理的积极性和主动性。鼓励有条件的地区实行省级统筹。"该事权的监督责任

---

① 陆杰华，郭冉."十三五"时期计划生育家庭扶助保障制度面临的挑战及改革思路 [J]. 人口与计划生育，2015（11）：25-26.

② 《关于城乡居民基本医疗保险制度的意见》http://www.mof.gov.cn/zhengwuxinxi/zhengcefabu/201601/t20160113_1649385.htm.

由中央政府承担，委派专员对各省区市城镇居民基本医疗保险补助资金审核监督。根据人社部、财政部发布的《关于做好 2017 年城镇居民基本医疗保险工作的通知》[①]中的内容，2017 年居民医保各级财政人均补助标准在2016 年基础上新增 30 元，平均每人每年达到 450 元，其中，中央财政对西部、中部地区分别按照 80%、60% 的比例进行补助，对东部地区各省分别按一定比例进行补助，其余部分省级政府继续实行分档补助，地方政府及时按规定补足经费。2017 年城乡居民医保人均个人缴费标准在 2016 年基础上提高 30 元，平均每人每年达到 180 元。新冠疫情期间，为进一步做好公共卫生医疗保障工作，政府有关部门于 2020 年 6 月 17 日印发了《关于做好 2020 年城乡居民基本医疗保障工作的通知》，将居民医保各级财政人均补助新增 30 元，增加后平均每人每年财政补助达到不低于 550 元。

医疗救助属于社会救助的基本内容之一，2014 年国务院公布的《社会救助暂行办法》规定，申请医疗救助的人员范围有特困供养人员、最低生活保障家庭成员和县级以上政府规定的其他特殊困难人员等。城乡医疗救助基金实行分账核算，专款专用。医疗救助标准因地制宜，可由县级以上人民政府决定，依据为当地经济社会发展水平和医疗救助资金具体情况。县级人民政府民政部门可以直接为最低生活保障家庭成员和特困供养人员办理医疗救助。

由于我国各地区经济发展水平、财力状况、保障对象数量等方面差异较大，因此，根据各地不同情况，中央与地方政府在共同事权的支出责任分担方式上，采取分类分档转移支付的方式，按比例进行支出责任的划分。

---

① 《关于做好 2017 年城镇居民基本医疗保险工作的通知》http://www.mohrss.gov.cn/SYrlzyhshbzb/shehuibaozhang/zcwj/201704/t20170428_270179.html.

以中等职业教育国家助学金、计划生育扶助保障等7事项为例

中央分担比例　由7档简化归并为5档

第一档 **80%**	第二档 **60%**	第三档 **50%**	第四档 **30%**	第五档 **10%**
内蒙古、广西、重庆、四川、贵州、云南、西藏、陕西、甘肃、青海、宁夏、新疆	河北、山西、吉林、黑龙江、安徽、江西、河南、湖北、湖南、海南	辽宁、山东、福建	天津、江苏、浙江、广东4省份和大连、宁波、厦门、青岛、深圳5个计划单列市	北京、上海

图3-1　中央与地方政府共同事权的支出责任分档方式

表3-1　公共卫生支出责任划分规定

基本医疗保障	城乡居民基本医疗保险补助	由中央制定指导性补助标准，地方结合实际确定具体补助标准	中央与地方分档按比例分担。第一档为8:2，第二档为6:4，第三档为5:5，第四档为3:7，第五档为1:9
	医疗救助	由地方结合实际制定标准	主要依据地方财力状况、保障对象数量等因素确定
基本卫生计生	基本公共卫生服务	由中央制定基础标准	中央与地方分档按比例分担。第一档为8:2，第二档为6:4，第三档为5:5，第四档为3:7，第五档为1:9
	计划生育扶助保障	由中央制定基础标准	中央与地方分档按比例分担。第一档为8:2，第二档为6:4，第三档为5:5，第四档为3:7，第五档为1:9

（2）中央本级公共卫生事权

2016年印发的《国务院关于推进中央与地方财政事权和支出责任划分改革的指导意见》指出，适度加强中央财政事权，即在完善现有的中央决策、地方执行的行政机制上，加强中央政府对基础公共服务供给的职责和能力。具体的划分原则应坚持基本公共服务普惠性、保基本、均等化的特征，因此，能够推动区域协调发展等方面的事权应收归中央管理。基于此，在公共卫生领域全国性重大传染病防治将划为中央的财政事权，管理

和支出责任由中央财政承担。但由于各地情况复杂，管辖不便等原因，具体的财政事权可交由地方政府代为施行，相应的支出责任依然由中央财政承担，可以由中央专项转移支付安排相应的经费。从《传染病防治法》的规定也可以看出，国务院卫生行政部门主要负责甲类传染病的分类管理，制定相关的预防和控制措施，全国性传染病的预测和防控，决定大、中城市、交通干线和国境疫区及跨省疫区的封锁等。

此外，除了全国性重大传染病防治，大部分中央与地方共同的公共卫生事权的决策等重大责任，依然属于中央政府的事权范畴。如国务院负责制定公共卫生服务项目及服务规范和计划生育扶助标准、制定食品安全国家标准、制定食品添加物标准、制定实施国家食品安全风险监测计划并公布风险评估结果、审查新食材生产的食品、调查处理两省以上重大食品安全事故、制定保证药品质量的规章制度、制定不良药品反应报告制度、药品收费标准、进出口药品检验及进出口行政许可等方面。

（3）地方政府公共卫生事权

地方政府公共卫生事权主要是指省级以下政府间公共卫生事权的划分。在《国务院关于推进中央与地方财政事权和支出责任划分改革的指导意见》明确了要加快省级以下政府间公共卫生事权的划分，就是要明确中央和地方共同事权以及地方政府事权中，应该由地方政府承担的部分是如何在地方各级政府间进行划分的。

国家卫生计生委在2017年印发了《国家基本公共卫生服务规范（第三版）》[①]，其中规范了12项基本公共卫生服务，包括居民健康档案管理、健康教育、预防接种、0–6岁儿童健康管理、孕产妇健康管理、老年人健康管理、慢性病患者健康管理（包括高血压患者健康管理和2型糖尿病患者健康管理）、严重精神障碍患者管理、肺结核患者健康管理、中医药健

---

① 《国家基本公共卫生服务规范（第三版）》http://www.nbphsp.org.cn/jbgw/zcfg/20170414/888.html.

康管理、传染病及突发公共卫生事件报告和处理和卫生计生监督协管。该《规范》用以指导乡镇卫生院、村卫生室和社区卫生服务中心（站）等基层医疗卫生机构为居民提供免费、自愿的基本公共卫生服务。同时，参考安徽省《公共卫生服务及妇幼健康、计生特扶实施办法》①以及佛山市顺德区卫生和人口计划生育局事权划分表②的内容总结可知，县（区）级卫生部门的公共卫生事权主要有：城乡居民健康档案规范化电子建档；健康教育；孕产妇健康管理；0-6 岁儿童健康管理；65 岁以上老年人管理；高血压患者、Ⅱ型糖尿病患者规范管理；严重精神障碍患者管理；肺结核患者健康管理与报告；中医药健康管理服务；食品安全信息报告；饮用水卫生安全巡查；学校卫生服务；报告非法行医和非法采供血信息。乡镇级卫生部门的事权有：及时报告传染病疫情；及时报告突发公共卫生事件信息；适龄儿童免费接种第一类疫苗、儿童免疫规划疫苗接种。此外，《母婴保健法》对母婴保健工作的相关事权进行了具体的规定。

《突发公共卫生事件应急条例》确定了"统一领导、分级负责、反应及时、措施果断、依靠科学、加强合作"的原则，各级政府承担的相应职责的经费支出由本级政府筹集，并由各级政府向参加突发事件应急处理的医疗卫生人员、作出贡献的人员，与因参与应急处理工作致病、致残、死亡的人员，给予表彰奖励和抚恤，中央仅对边远贫困地区提供财政支出。在传染病的防治与控制方面，根据《传染病防治法》的相关规定，省、自治区、直辖市人民政府主要负责传染病防治方案的制定、监测及疫区调查等指导性工作；县级以上卫生部门及人民政府承担传染病的防治、公共卫生设施建设和行政区域内传染病防治工作的监督管理等职责；乡镇政府、各级疾控机构和医疗机构等则具体实施传染病疫苗接种、落实传染病防治

---

① 《公共卫生服务及妇幼健康、计生特扶实施办法》，http://www.ahcz.gov.cn/portal/zdzt/msgc/zccs/1488228 317702831.htm.

② 佛山市顺德区卫生和人口计划生育局事权划分表，http://www.doc88.com/p-341627247368.html.

规划和方案,形成覆盖全国的传染病防控网络。县级以上人民政府按照规定的职责负责本行政区域内传染病防治工作的经费筹集,中央财政对贫困地区重大传染病防治项目给予补助。具体事权划分现状如表3-2所示。

2013年国家基本公共卫生服务项目中增加了中医药管理服务,并颁布《中医药健康管理规范》,推动各地乡镇卫生院和社区卫生服务中心开展对老年人和儿童的中医药健康管理服务。食药品安全监管方面,根据《食品安全法》《食品安全法实施条例》《药品管理法》《药品管理法实施条例》的规定,省级以上卫生部门互相通报食用农产品安全风险监测信息、公布国家和地方食品安全标准,省、自治区、直辖市政府制定食品安全风险监测方案、制定地方食品安全标准、主管"药品生产许可证"和"药品经营许可证"的行政许可、药品广告批准及监察、公布获批生产的保健品目录、定期公布药品抽查结果、对有不良反应的药品采取紧急控制措施,县级以上地方政府负责制定食品安全事故应急预案、调查处理食品安全事故、定期不定期进行食品抽查①、行政区域食品安全监督管理(包括本区域销售的进口食品和食品添加剂)、报告存在食品安全隐患的情况、核查食品生产经营许可、综合治理食品加工小作坊和摊贩、监督抽查考核食品安全管理员、监督指导农业投入品的安全使用、召回隐患食品或责令不符合安全标准的食品停止经营、日常监管食药品生产、经营、质量等安全管理,各级人民政府普及食品安全教育。此外,根据《学校卫生工作条例》,县级以上卫生行政部门负责对新建学校卫生环境、学生日常文化用品和可能影响学生健康的传染病防治工作的监督。

2016年国务院下发了《关于整合城乡居民基本医疗保险制度的意见》,提出加快推动城乡基本医保整合,建立统一的城乡居民医保制度。但现阶段我国医疗保险仍然根据《关于城乡居民基本医疗保险制度的意见》中规

---

① 《食品安全法》第八十七条规定,进行抽样检查,应当购买抽取的样品。

定实行市级统筹，县（市、区）政府对医疗保险基金进行管理和监督。另外，《中华人民共和国城镇职工医疗保险条例》里面规定了医疗保险费用的征缴比例，同时规定了用人单位缴纳的医疗保险费用于退休和从业人员个人账户的比例由省级政府制定，并且由省级劳动保障部门会同计划、经贸、财政、卫生行政、药品监督管理部门确定定点医疗机构和药店、基本医疗保险药品目录、医疗服务设施范围和支付标准。医疗保险工作的管理与监督由市、县劳动保障部门负责。

国务院 2015 年颁布的《关于进一步完善医疗救助制度全面开展重特大疾病医疗救助工作的意见》中规定，在完善低收入救助对象和因病致贫家庭重病患者的认定方面，应由省级民政部门会同相关部门，在综合考虑救助对象的家庭经济状况、医疗保险支付情况和当地医疗费用支出标准等因素的基础上制定相关标准，同时指导市、县民政部门依托社会救助家庭经济状况的核对机制，准确认定救助对象，及时落实救助政策。此外，对于医疗救助服务的具体实施采取委托合作的模式进行，即县级以上民政部门与其选取医疗救助定点医疗机构。以签订委托合作协议为前提开展合作，具体协议内容需明确服务内容、服务质量、费用结算以及双方的责任义务。县级以上民政部门要加强日常监督管理，在制定具体的服务规范的同时，会同财政、人力资源社会保障、卫生计生等部门及商业保险机构，监督管理医疗服务行为质量，以防止产生不合理的医疗行为和费用。

综上所述，中央及地方各政府间公共卫生事权的划分现状如表 3-2 所示。

表3-2 各级政府部分公共卫生服务事权的划分现状

序号	事权内容	责任主体						
		政府层级					疾控机构	医疗机构
		中央	省级	市级	县区级	乡镇		
	基本公共卫生服务							
1	制定公共卫生服务项目及服务规范	√						
2	制定计划生育扶助标准	√						
3	监督管理全国母婴保健工作	√						
4	制定婚前医学检查制度实施办法		√					
5	制定婚前医学检查收费标准		√					
6	指定的医疗保健机构负责本行政区域内的母婴保健监测和技术指导		√					
7	婚前医学检查、遗传病诊断、产前诊断以及施行结扎手术和终止妊娠手术行为的行政许可		√					
8	遗传病诊断、产前诊断的人员的考核与证书颁发		√					
9	设立婚前医学检查技术鉴定组织		√	√	√			
10	管理本行政区域内的母婴保健工作		√	√	√			
11	婚前医学检查、施行结扎手术和终止妊娠手术的人员以及从事家庭接生人员的考核与证书颁发		√	√	√			
12	学校卫生服务监督		√	√	√			
13	组建、加强对基层公共卫生服务人员的培训		√	√	√	√		
14	健康教育			√	√	√		
15	城乡居民健康档案规范化电子建档			√	√			
16	指定适龄儿童常规疫苗接种单位			√			√	
17	建立卫生计生监督协管工作制度和管理规定			√				
18	报告非法行医和非法采供血信息			√				
19	0~6岁儿童健康管理					√		
20	孕产妇健康管理					√		
21	65岁以上老年人管理					√		
22	高血压患者、Ⅱ型糖尿病患者规范管理					√		
23	严重精神障碍患者管理					√		√

序号	事权内容	责任主体					疾控机构	医疗机构
		政府层级						
		中央	省级	市级	县区级	乡镇		
24	肺结核患者健康管理与报告					√	√	√
25	配备卫生计生监督协管服务专（兼）职人员					√		
食药品安全监管								
26	制定食品安全国家标准	√						
27	制定食品添加物标准	√						
28	制定保证药品质量的规章制度	√						
29	制定不良药品反应报告制度	√						
30	制定实施国家食品安全风险监测计划并公布风险评估结果	√						
31	制定药品收费标准	√						
32	审查新食材生产的食品	√						
33	调查处理两省以上重大食品安全事故	√						
34	进出口药品检验及进出口行政许可	√						
35	互相通报食用农产品安全风险监测信息	√	√					
36	公布国家和地方食品安全标准	√	√					
37	公布获批生产的保健品目录		√					
38	制定食品安全风险监测方案		√					
39	制定地方食品安全标准		√					
40	主管"药品生产许可证"和"药品经营许可证"的行政许可		√					
41	药品广告批准及监察		√					
42	定期公布药品抽查结果		√					
43	对有不良反应的药品采取紧急控制措施		√					
44	制定食品安全事故应急预案		√	√	√			
45	调查处理食品安全事故		√	√	√		√	
46	定期不定期进行食品抽查		√	√	√			
47	行政区域食品安全监督管理		√	√	√			

续表

序号	事权内容	责任主体					疾控机构	医疗机构
		政府层级						
		中央	省级	市级	县区级	乡镇		
48	报告存在食品安全隐患的情况		√	√	√			
49	核查食品生产经营许可		√	√	√			
50	综合治理食品加工小作坊和摊贩		√	√	√			
51	监督抽查考核食品安全管理员		√	√	√			
52	召回隐患食品或责令不符合安全标准的食品停止经营		√	√	√			
53	日常监管食药品生产、经营、质量等安全管理		√	√	√			
54	监督指导农业投入品的安全使用		√	√	√			
55	饮用水卫生安全巡查				√	√		
56	中医药健康管理服务					√		√
传染病防治								
57	甲类传染病的分类管理与公布	√						
58	全国传染病的防治与监管	√						
59	公布全国传染病疫情	√						
60	向省政府通报全国传染病疫情、监测及预警信息	√						
61	制定艾滋病预防、控制措施	√						
62	制定传染病报告内容、程式、方式和时限	√						
63	封锁大、中城市、交通干线和国境疫区及跨省疫区	√						
64	规定甲类传染病交通卫生检疫办法	√						
65	批准甲类传染病相关菌种的采集、保管、运输	√	√					
66	监测传染病的发生、流行及分布	√	√					
67	参与并指导对暴发的疫情进行调查处理	√	√					
68	制定传染病预防接种规划并组织实施	√	√					
69	处理传染病防治重大事项	√	√					
70	大型建设项目施工环境卫生调查	√	√					
71	传染病病原学鉴定	√	√				√	
72	紧急调拨人员、房屋和物资等资源	√	√	√	√	√		
73	乙丙类传染病的分类管理与公布		√					

序号	事权内容	责任主体					疾控机构	医疗机构
		政府层级						
		中央	省级	市级	县区级	乡镇		
74	公布本行政区传染病疫情		√					
75	封锁本行政区的疫区		√					
76	指派专业机构对疫区进行采样、技术分析和检验		√				√	
77	甲乙类传染病的隔离与交通卫生检疫		√	√	√			√
78	暴发时的控制传染病的传播		√	√	√		√	√
79	提供隔离期间人员的生活保障		√	√	√			
80	储备传染病防治的相关药品、设备和物资等		√	√	√			
81	行政区域内传染病防治、采血和公共场所卫生工作的监督检查及不卫生行为和物品的纠正、销毁		√	√	√			
82	人畜共患传染病防治工作		√	√	√			
83	向医疗机构通报传染病疫情、监测及预警信息		√	√	√			
84	建设传染病医疗救治服务网络,设置传染病医院		√	√	√			
85	责令整改和处罚未按规定消毒公共场所和非法采血等行为		√	√	√			
86	制定个人参与传染病防治工作的相关制度		√	√	√	√		
87	建设和改造公共卫生设施		√	√	√			
88	落实艾滋病预防、控制措施		√	√	√			
89	普及传染病防治知识		√	√	√			
90	组织实施免疫、消毒、控制病媒生物的危害			√	√			
91	负责本地区疫情和突发公共卫生事件监测、报告			√	√			
92	开展流行病学调查和常见病原微生物检测			√	√			
93	落实传染病预防控制规划和方案			√	√			
94	传染病和突发公共卫生事件的报告					√	√	√
95	基层传染病的防治工作					√	√	√
96	传染病的调查、检验、采集样本、隔离治疗						√	√
突发公共卫生事件应急处理								
97	领导、指挥全国突发事件应急处理	√						

序号	事权内容	政府层级					疾控机构	医疗机构
		中央	省级	市级	县区级	乡镇		
98	制定新发现的突发传染病、不明原因的群体性疾病、重大食物和职业中毒事件的标准及控制措施	√						
99	制定突发事件应急预案	√	√					
100	组织开展防治突发事件相关科学研究	√	√	√	√			
101	奖励和抚恤参加突发事件应急处理的人员	√	√	√	√			
102	提供因突发事件致病、致残人员的救治的资金保障、落实公共卫生措施	√	√	√	√			
103	报告突发公共卫生事件	√	√	√	√		√	√
104	储备应急设施、设备、救治药品和医疗器械等物资	√	√	√	√			
105	加强急救医疗服务网络的建设	√	√	√	√			
106	领导、指挥本行政区域内突发事件应急处理		√					
107	开展突发事件应急处理相关知识、技能的培训与演练		√	√	√			
108	组织突发事件的调查、控制和医疗救治工作		√	√	√			
109	建立和完善突发事件监测与预警系统		√	√	√			
110	开展突发事件防范工作和应急知识教育		√	√	√	√		
111	协助收集和报告疫情信息、疏散人员、落实公共卫生措施					√		
112	突发事件的医疗救护和现场救援							√
113	调查、控制传染病病人与疑似传染病病人						√	
医疗保险								
114	制定医疗保险征缴比例	√						
115	制定用人单位缴纳的医疗保险费用与退休和从业人员个人账户的比例		√					
116	确定定点医疗机构和药店		√					
117	确定基本医疗保险药品目录		√					
118	确定医疗服务设施范围和支付标准		√					
119	管理与监督医疗保险工作的进行			√	√			
120	管理和监督医疗保险基金的使用			√	√			

序号	事权内容	责任主体					疾控机构	医疗机构
		政府层级						
		中央	省级	市级	县区级	乡镇		
医疗救助								
121	确定低收入救助对象和因病致贫家庭重病患者认定标准		√					
122	指定医疗救助定点机构，签订委托协议，明确双方责任		√	√	√			
123	监督定点机构医疗救助质量		√	√	√			
124	认定救助对象并落实救助政策			√	√			

第四章　我国政府间公共卫生支出责任划分现状

多层级的政府架构和分权化的财政体制是政府间公共卫生领域支出责任划分的体制背景。然而，我国公共卫生领域政府间支出责任的划分几乎找不到具有可操作性的法律条文，与事权划分相比，更加缺乏法理基础。但相对事权划分而言，支出责任划分从某级政府的年度预决算表中可直观地体现出来，预决算表如实反映了该级政府实际承担的支出责任。比如，以县级政府为例，其年度决算表反映了其独立承担的支出责任，同时还反映了其与上级政府（中央政府、省级政府）共同承担的支出责任①。这是因为支出责任是指各级政府按照事权应该在资金方面承担的任务，它是一级政府的支出清单，而财政支出是财政资金的配置，进一步说就是国家年度的投入，从两者之间的关系来看，支出责任应该是先于财政支出的，即根据支出责任的大小决定财政支出的多少。所以，我们可以通过分析公共卫生财政支出的规模和结构来研究我国政府间公共卫生领域支出责任划分现状。

第一节　公共卫生支出的口径界定

本书将公共卫生支出作为反映公共卫生支出责任的指标，然而目前我国理论研究工作者对"公共卫生支出"的理解存在较大差异，在使用过程中对其范围的确定还处于比较混乱的状态，这一现象在实际工作部门的专家学者身上同样存在，概念的混乱势必导致研究的混乱。文中第一部分已对公共卫生支出的概念进行了阐述，接下来我们要做的就是对公共卫生支

---

① 李汉文. 政府间支出责任划分制度研究［J］. 贵州财经大学学报. 2015（04）：62–72.

出的计算口径进行界定。需要强调的是，公共卫生支出并不简单的只包括用于公共卫生方面的支出。

如前文所述，卫生总费用是一个全方位的宏观概念，涵盖一个国家或地区，较长的一段时间内（通常为 1 年）用于医疗卫生保健服务方面的资金总量。我国的卫生总费用核算研究起步于 20 世纪 80 年代初①。在近 40 年的发展中，其口径先后进行了调整，从 1996 年开始，我国的卫生总费用测算已形成了三分法的卫生总费用筹资来源法测算体系。卫生资金的筹资渠道主要有政府预算、社会和居民个人，因而按照筹资来源法，卫生总费用可以用如下公式表示：

卫生总费用 = 政府预算卫生支出 + 社会卫生支出 + 居民个人卫生支出

其中，政府卫生支出同之前定义的公共卫生的概念一致，是指各级政府而非其他个人或主体，用于卫生保健事业方面的财政预算拨款。政府卫生支出反映了政府财政对医疗卫生的投入水平和支持力度。

如图 4-1 所示，2006 年以前，财政预算收支科目是按照支出的相关部门进行分类，其指标为"政府预算公共卫生支出"。2007 年，国家对财政收支科目进行了较大的调整，从原来的政府财政投入的小口径向政府卫生投入大口径转变，两者的区别在于"小口径"下的政府卫生支出仅包括政府对卫生机构的补助，随着 2007 年城镇居民医疗保险制度的建立与推广，政府对社会医疗保障的财政支出也包含在政府卫生支出内，这便形成了"大口径"的政府卫生支出，但两者共同的特征没有改变，即它们均来自财政拨款。"大口径"的政府卫生支出不仅反映财政对单纯的卫生方面的财政投入，而是以更加宽泛的卫生服务活动为主，从大卫生视角来反映政府对卫生的投入职能。可以看出，现在的"政府卫生支出"已不再是狭

---

① 详情参见：赵郁馨、谢小平、翟铁民、万泉.中国卫生费用核算研究三十年［J］.中国卫生经济.2010（03）

义的政府概念，这与国际社会中普遍采用的广义的政府卫生支出相同。

历史口径[1]	现用口径[2]
1. 政府预算卫生支出	1. 政府卫生支出
（1）公共卫生服务经费	（1）医疗卫生服务
·卫生事业费	（2）医疗保障补助
·中医事业费	（3）卫生和医疗保险行政管理事务
·食品和药品监督管理费	（4）人口与计划生育事务支出
·计划生育事业费	
·医学科研经费	
·预算内基本建设经费	
·卫生行政和医疗保险管理费	
·政府其他部门卫生经费	
·高等医学教育经费	
（2）社会医疗保障补助经费	
·行政事业单位医疗经费	
·基本医疗保险基本补助经费	
2. 社会卫生支出	2. 社会卫生支出
3. 个人现金卫生支出	3. 个人现金卫生支出

[1]历史口径为2003-2009年《中国卫生统计年鉴》采用，覆盖1978-2006年的数据。
[2]现用口径为2017年《中国卫生统计年鉴》采用，覆盖1978-2016年的数据。

图 4-1　卫生总费用的统计口径变化对比 ①

资料来源：根据 2003—2017 年历年《中国卫生统计年鉴》整理而得

　　本书重点是基于公共财政的视角研究政府对卫生的财政支持，在公共卫生支出领域是否存在"缺位"和"越位"现象，进一步明确政府在公共卫生支出中应尽的责任。公共卫生支出作为政府介入卫生领域的经济基础和手段，代表政府财政对卫生事业的支持力度，与公共卫生支出的研究范围相近，加之本书选取的是广义的公共卫生范畴，即既包括公共卫生服务也包括基本医疗服务。基于此，我们在考虑到数据可得性的同时，为了方便研究，就将政府财政统计中的政府卫生支出视同为公共卫生支出。

----

① 注：其中，2007 年政府收支分类科目调整，不再使用"卫生事业费"指标，而为"卫生机构（含预算内基建投资和卫生行政机关）财政拨款"；1979 年前，"中医事业费"含在"卫生事业费"中，不单列；在《中国卫生统计年鉴》2003-2004 中，不含"食品监督管理费""医疗保险管理费"和"基本医疗保险基本补助经费"，仅含"药品监督管理费"和"卫生行政管理费"；2001 年起，不含"高等医学教育经费"；2000 年前，"行政事业单位医疗经费"为"公费医疗费"；2006 年起，包括城乡医疗救助费。

第二节　国际和国内研究综述

一、国外研究现状

经济发展水平高的国外发达国家，其具备高水准的福利水平和较完善的公共卫生体系，国民能享受到质量较高的公共卫生服务以及由此带来的生活上的便捷，所以国外发达国家近几年从经济学、财政学角度研究"公共卫生"的文献内容能够涉及公共卫生的现状、事权与责任划分以及体制改革的内容较少，他们研究的关注点通常偏向于卫生经济学领域，研究内容通常涉及以下几个方面：一是关于健康，着重研究公共卫生费用支出对居民健康水平的影响；二是有关卫生支出经济性，探讨公共卫生支出的公平效应、效率和经济增长效应；最后则是讨论卫生资源的产出与配置。

迈克尔·格罗斯曼（Michael Grossman）在著作 Grossman（1972）中，通过建立健康需求模型，将健康人力资本作为一种重要的人力资本形式，在现代人力资本发展过程中，进行了开创性的研究。它加深了经济学家对个人如何把他们的资源分配到与健康有关的活动中从而实现健康资本的最大化的理解，这个理论模型让人们了解理性人在遇到各种因素（年龄、教育、健康状况和收入）变化后的反应，比如，工资上涨对一个人对健康的需求的影响，以及医疗价格对病人在各种活动上花费时间的决定的影响。此后，大量学者对健康需求进行深入分析的理论模型都是以 Grossman 模型为基础，最初的很多模型都遵循了 Grossman 模型的基本假定——确定性健康资本，也就是说当健康资本低于某一临界值时生命就结束了。这个假定显然与现实有一定距离，Cropper（1977）、Picone（1998）等卫生经济学家对该模型进行了拓展，将不确定性引入模型，将健康资本存量、健康资本存量系数作为非确定性变量处理，提出了一个健康、疾病和死亡的随机过程模型。但随机模型仅是一个完全数量化的过程，不能充分反映健康冲击跨时期、具有时滞性及时效性的特点（Fuchs，2000）。对模型另一种拓展方式是加入更多经济变量或家庭特征因素，如家庭规模（Grossman，2000）、医疗保险（Sidorenko，2001）、医疗服务的异质性（Goodman，1999）。通常，用该模型研究政府预算卫生支出与健康的关系，研究者尽可能的控制住以上提及的因素，自变量既可以用政府卫生支出或人均政府预算卫生支出，也可以选取如卫生机构数、医生数、床位数等其他卫生资源作为自变量。一些学者认为，具体设施和服务很难进行质的比较，因此他们更倾向于采用政府预算卫生支出作为自变量而不是具体的卫生资源，以便更好的反映地区间卫生医疗服务提供的差异。在实证研究中，Anand and Ravallion（1993）、Bidani and Ravallion（1997）、Jamison 等（1996）、Gupta 等（2002）、Mayer and Sarin（2005）发现公共卫生支出对健康改善有积极影响，特别是穷人。

有关卫生支出经济性的探讨，各国学者也进行了实证分析。Santiago（2013）分析了 31 个 OECD 国家的收入（以人均 GDP 代替）与卫生支出之间的关系，不仅考查了短期和长期弹性之间的差异，还将 GDP 序列分解为趋势成分和周期成分，分别检验卫生支出对两者的弹性。结果表明，短期内卫生支出对人均 GDP 的弹性系数为 0.3，长期内弹性系数接近于 1，卫生支出对人均 GDP 周期性变动比趋势变动更为敏感，并且在私人卫生支出占总支出比例较高的国家，对 GDP 的变化做出更快的调整。Silvia Fedeli（2015）研究了卫生支出与 GDP 之间的关系，他通过对 1982 年到 2009 年意大利年度卫生支出数据和 GDP 数据的分析发现国民卫生花费会随着 GDP 增长而增加，所以最终引起卫生支出的增长。

所谓卫生资源，是指一定时期内，社会可用于医疗卫生方面的各种生产要素的总称，可分为"软"资源（医学卫生信息、知识、科技、法规、管理等无形资源）和"硬"资源（卫生人力、物力、财力等有形资源）。

在研究中，主要是针对"硬"资源配置效率的研究。各个国家在卫生资源投入的方式、方法、水平等有很大差异，一些国家由政府主导卫生服务，将其作为一种福利，另一些国家则强调市场的主导和调节作用，把医疗卫生服务推向市场。两种不同的选择方式，导致在研究和评价卫生资源配置效率时方式和方法也截然不同。梳理已有成果发现，在研究尺度上，重点强调医疗机构，多以医院为研究尺度；在指标选取上，目前多以患者死亡率、候诊时间、住院患者人数、住院天数、感染率、相关并发症以及医院卫生环境率等为评估的指标；在评价方法上，多采用非参数性的数据包络分析，其中的 CCR 和 BCC 模型准确性和可信度更高。

二、国内研究现状

国内学者关于公共卫生支出现状的多从规模和结构这两个方面进行分析。

关于公共卫生支出规模方面的研究主要有：李亚青（1996）在《我国与 OECD 国家卫生支出情况比较》中将我国 1980 年至 1990 年的政府预算卫生支出与 9 个 OECD 国家进行对比，发现我国对政府卫生的支出虽逐年增加，但政府卫生支出的比重却逐年减少，并且享受者大多是城镇职工。林菊红（2003）在《论我国公共卫生费用支出》指出我国 1990 年至 2000 年这十年间卫生总费用名义增长了 5.4 倍，而公共卫生支出对总增长的贡献率仅为 13.03%。代英姿（2004）在《公共卫生支出：规模与配置》中通过与世界平均水平、低收入国家、中等收入国家的横向比较发现，我国卫生费用绝对规模和相对规模都在世界平均水平以下。同时，还测算了中国未来公共支出的合理规模，发现目前中国公共卫生支出的缺口是比较大的。徐印州等（2004）在《对我国公共卫生事业财政支出问题的思考》中对我国 2000 年的人均卫生支出做国际比较后发现投入量严重不足，同时，20世纪90年代以后，我国财政公共卫生支出与国民经济增长没有保持趋势上的一致性。王俊（2007）根据经验数据表明目前国家政府支出已初具规模，投入规模不足问题已得到缓解，同时地区间规模及增长速度存在显著差异，因而在制定政策目标时需要因地制宜。郭敏（2016）指出我国目前政府卫生支出与社会和个人支出相比，绝规量和相对量都少于后两者，分析研究出现这种现象的原因及对策。李梦娜（2008）开启了国内估算政府卫生支出最优规模的先例，通过构建经济增长与政府卫生支出的非线性关系对数模型，测得最优规模为GDP的1.07%。肖海翔等（2011）以Karras方法为依据，基于1978年至2009年数据，测得最优规模为11.9%。王萱（2013）基于我国31个省区市2000~2011年的面板数据，测得最优规模为4.74%，我国各省区市政府卫生最优规模均大于实际规模。傅书勇（2018）利用我国2004~2015年面板数据，建立我国经济增长和政府卫生支出之间的协整回归模型，测得全国最优规模为1.1%、东、中、西部地区最优规模分别为0.5%、2.5%和-1.5%。估算结果存在较大差异，这是由于采用的数据类型、计量模型不同，同时最优规模的估算是一个动态过程，估算结果会受到当时的政府卫生支出结构、卫生体系差异等因素的影响。2010年以后的文献更加侧重对政府公共卫生支出规模影响因素的研究。周海燕等（2011）、孙群力（2011）、何长江（2011）、杨坚和何长江（2011）、徐霜（2016）利用我国31个省区市的面板数据，对政府卫生支出的影响因素进行了研究，考虑到的因素主要有经济学因素（国内生产总值、政府财政支出、中央对地方的人均转移支付、财政分权程度等）、人口学因素（人口规模、人口结构、人口老龄化等）、卫生资源因素（医生人数、医疗卫生机构床位数等），实证结果表明不同因素对政府卫生支出的影响差异较大。随着城市化和工业化进程的加快，也有学者研究了城市化及环境污染对政府卫生支出的影响。肖海翔和刘乐帆（2013）综合考虑共同影响因素、需求方影响因素和供给方因素，构建了动态面板模型，实证结果表明对政府卫生支出规模影响较大的因素依次为 GDP、财政分权、城镇化率、环境污染和住院分娩率，其中财政分权和环境污染是负向影响，此外，政府卫生支出规模还受到以往年度政府卫生支出规模的影响。周启良（2017）基于中国 287 个地级以上的城市 1999~2011 年期的面板数据，运用静态面板模型、工具变量法和两步系统 GMM 的计量方法进行经验分析，发现经济水平、教育水平、城市化数量、城市化质量及环境的恶化对公共卫生支出有正向影响，而人口规模和医疗保健价格指数影响为负。

总结上述现有的理论研究成果，可知目前的研究发现，公共卫生支出规模绝对量指标和相对量指标均表明我国公共卫生支出规模总体不足，公共卫生支出水平较低，与经济发展不协调。这些结论通常是通过国际横向比较和国内纵向比较的分析方法得到。然而我国所采用的公共卫生支出计算口径与国际上采用的并不一致，并且我国自身的计算口径也经过数次调整，因而在进行比较时，要按照相关标准对公共卫生支出项目进行相应的调整，以确保数据的可比性。此外，虽然大多数学者研究表明我国公共卫生支出规模不足，但鲜有人提出如何确定最优的公共卫生支出规模以及这个规模的确切数量。在对公共卫生支出规模的硬性因素分析中，影响因素的选取缺乏一定的理论指导，变量时间序列的平稳性检验由于样本量的限制以及没有考虑结构突变过程而缺乏可信度。

关于公共卫生支出结构方面的研究主要有：那丽、任莘和赵郁馨（2002）在《政府卫生事业投入分析》中利用卫生总费用的筹资来源法和机构法计算全国、甘肃省及榆中与和政两县政府卫生投入，结果表明目前我国政府卫生投入机构分布注重医疗机构，对公共卫生与预防保健机构的投入相对较弱，政府卫生投入注重城市地区，城乡差别大。代英姿（2004）指出我国公共卫生支出在各个项目上的配置不尽合理，除了机构之间的不合理以及城乡配置不均衡，还体现在公共卫生支出主要用于医疗项目。苗俊峰（2005）在《我国公共卫生支出规模与效应的分析》中认为我国公共卫生支出结构失衡，主要体现在卫生事业费占比逐年下降，公共卫生资源配置公平性较差，资源配置在地区间存在较大差异。周旭东等（2006）、张申杰（2007）、许慧（2008）、王丽颖（2008）、贾晓阳（2012）、张露（2017）等也指出同样的问题。陈国际（2009）在《我国医疗卫生公共支出的实证分析》中指出由于长期的二元结构和分税制改革导致各级政府的财权和事权不对称，城市地区和高级别医疗机构享有更多的政府卫生支出。杨亮（2012）在《中国政府卫生支出的问题与对策》中指出政府卫生支出投入结构不合理，主要体现政府卫生投入以地方政府投入为主和政府和社会负担比例偏低，此外政府卫生投入还体现出明显的城乡二元结构，省份以及地区之间也存在较大的差异。

总结以上的研究成果，我们可以发现学者主要从公共卫生支出的机构结构、项目使用结构、城乡配置结构以及地区分布结构等方面进行研究。大多数学者对中国公共卫生支出结构研究的主要结论是：中国公共卫生支出结构存在偏差，主要体现在政府卫生投入注重医疗机构，对公共卫生与预防保健机构的投入相对较少；公共性较强的公共卫生项目的供给少于公共性较弱的医疗项目的供给；政府卫生投入注重城市地区，城乡之间存在较大差异；经济发展差距导致政府卫生支出在区域间存在较大差异，呈现出"倒三角"趋势。

第三节　我国公共卫生支出规模静态分析

一、衡量公共卫生支出规模的指标

从卫生经济学角度评价政府卫生支出规模一般可采用两大类指标，即绝对量指标和相对量指标，均用于公共卫生规模的静态分析。所谓绝对量指标是指一国在一定时期内（通常为一年）的公共卫生支出的总额，表现形式是绝对数。按照经济性质分类，绝对规模指标可以分为卫生经常性支出总额和资本性支出总额，考虑到人口规模对公共卫生支出绝对规模大小的影响，在进行国家（地区）横向比较时也会用到人均公共卫生支出总额。相对量指标是绝对量指标的派生指标，用于反映公共卫生支出与其他经济指标间的结构、比例关系，从而揭示其内部特征。常用的相对量指标有以下三个：（1）公共卫生支出占卫生总费用的比重：它表示在一定时期内（通常指一年），某个国家（或地区）全社会用于卫生服务所消耗的全部资源中公共资源所占的比例，即用于卫生服务所消耗的公共资源与私人资源之间的关系，反映了卫生总费用的结构；（2）公共卫生支出占财政支出的比重：它表示在一定时期内（通常指一年），某个国家（或地区）用于公共服务所消耗的公共资源中公共卫生服务所耗资源占的比例，反映了公共卫生服务与其他公共服务相比的重要程度；（3）公共卫生支出占GDP的比重：它表示在一定时期内（通常指一年），某个国家（或地区）用于公共卫生服务所消耗的公共资源与该国（或地区）的社会经济产出之间的关系。这三个相对指标的时间序列变化规律如下：公共卫生支出占卫生总费用的比重随着医疗卫生体制改革而变化；卫生支出占财政支出和GDP的比重与一国对卫生事业重视程度有关，从全球范围来看，随着经济发展和财政支出的增长，国家对卫生事业发展的支持力度越来越大，这两个比重应当是稳步上升的。值得注意的是，卫生支出占GDP的比重并不是一味的越高越好，过高的比重会增加国民经济的负担，要与之相适应。

二、我国公共卫生支出规模实证分析

（1）公共卫生支出绝对规模变化

公共卫生支出是政府财政支出的一部分，因而特定时期的公共卫生支出规模依赖于特定时期的经济体制、财政体制和卫生体制的变化。新中国成立后，尽管中国卫生体制经历了重大制度变革，在变革的过程中政府卫生责任弱化也是一个不争的事实。然而公共卫生支出的绝对规模从1978年的35.44亿元增加到2016年的13910.31亿元，期间一直保持持续增长，按当年价格计算，38年间中国公共卫生支出增长了391倍。在图4-2中，我们可以直观地观察到：1978年以来，公共卫生支出规模逐年增长，特别是2006年以后，公共卫生支出规模大幅增长，2007年突破2000亿元，这其中不仅与政府的"归位"有关，也与统计口径的扩大有关。特别需要注意的是，这里并没有排除通货膨胀的因素，这个增长只是名义公共卫生支出增长。

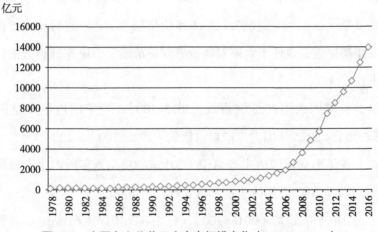

图4-2 中国名义公共卫生支出规模变化（1978～2016）

资料来源：《中国统计年鉴2017》

一般而言，名义公共卫生支出增长由于没有剔除价格变动因素，并不能真实地反映政府在卫生领域投资活动的增长。我们需要剔除其中包含的价格变动因素，按照如下换算公式，可将公共卫生支出由名义价值换算为真实价值：

实际公共卫生支出 = 名义公共卫生支出 ÷ 物价指数 × 100

常见的物价指数有消费者价格指数（CPI）、商品零售价格指数（RPI）、生产者价格指数（PPI）和GDP平减指数等。我们该如何选择呢？PPI、RPI、CPI等指数的编制范围只反映某一领域的价格变动，并不能反映一般价格水平的全面变动。相比而言，GDP平减指数计算基础更为广泛，作为一个综合价格指数能够反映全部一般价格水平的全面变动，这一指数比各种类型的物价指数更能全面地反映物价总水平的变动。所以在实际计算中，我们一般选择GDP平减指数代替物价指数。在推算GDP平减指数时需要用到不变价GDP，为了更好的反映各行业价格结构变化对于经济的影响，计算不变价GDP需要每隔若干年调整一次基期。我国自开始核算国内生产总值以来到目前共有9个不变价基期，分别是：1952年、1957年、1970年、1980年、1990年、2000年、2005年、2010年、2015年，目前的基期是2015年。我们以2015年价格指数为100进行换算，目的是和现在距离更近，也便于大家对物价感知更清晰。GDP平减指数的计算方法如下：

（1）各年国内生产总值指数（2015=100）= 当年国内生产总值指数（1978=100）÷2015年国内生产总值指数（1978=100）×100

（2）各年不变价国内生产总值（2015=100）= 当年国内生产总值指数（2015=100）×2015年国内生产总值（现价）/100

（3）GDP平减指数（2015=100）= 各年名义国内生产总值 ÷ 各年不变价国内生产总值（2015=100）×100

则 实际公共卫生支出 = 名义公共卫生支出 ÷GDP平减指数 ×100

据此首先计算出GDP平减指数，进而对名义公共卫生支出平减后得到实际的公共卫生支出，计算结果如表 4-1 所示。

表 4-1 GDP 平减指数、实际公共卫生支出 单位：亿元

年份	（1）	（2）	（3）
1978	16.161564	35.44	219.2857
1979	16.742240	40.64	242.7393
1980	17.374671	51.91	298.7682
1981	17.774065	59.67	335.7139
1982	17.762873	68.99	388.3944
1983	17.957575	77.63	432.2967
1984	18.854069	89.46	474.4864
1985	20.776524	107.65	518.1329
1986	21.748841	122.23	562.0070
1987	22.847692	127.28	557.0803
1988	25.611282	145.39	567.6795
1989	27.819854	167.83	603.2742
1990	29.412545	187.28	636.7351
1991	31.378384	204.05	650.2884
1992	33.950866	228.61	673.3554
1993	39.112159	272.06	695.5893
1994	47.169591	342.28	725.6370
1995	53.617880	387.34	722.4083
1996	57.103598	461.61	808.3729
1997	58.029902	523.56	902.2245
1998	57.511961	590.06	1025.9779
1999	56.782493	640.96	1128.7986
2000	57.953003	709.52	1224.3024
2001	59.137060	800.61	1353.8211
2002	59.494753	908.51	1527.0422
2003	61.044849	1116.94	1829.7039
2004	65.290138	1293.58	1981.2793
2005	67.838159	1552.53	2288.5792

续表

年份	（1）	（2）	（3）
2006	70.502789	1778.86	2523.1059
2007	76.005546	2581.58	3396.5679
2008	81.954788	3593.94	4385.2715
2009	81.845071	4816.26	5884.6061
2010	87.528748	5732.49	6549.2654
2011	94.664232	7464.18	7884.9000
2012	96.929047	8431.98	8699.1261
2013	99.085949	9545.81	9633.8685
2014	99.906745	10579.23	10589.1049
2015	100.000000	12475.28	12475.2800
2016	101.119934	13910.31	13756.2491

注：资料来源于《中国统计年鉴 2017》。（1）代表 GDP 平减指数，根据《中国统计年鉴 2017》计算而得；（2）代表名义公共卫生支出；（3）代表名义公共卫生支出，根据（1）和（2）计算而得

由表 4-1 可以看出，名义公共卫生支出由 1978 年的 35.44 亿元增长到 2016 年的 13910.31 亿元，38 年间增长了 391 倍，剔除价格变动后，公共卫生支出实际仅增长了 62 倍。

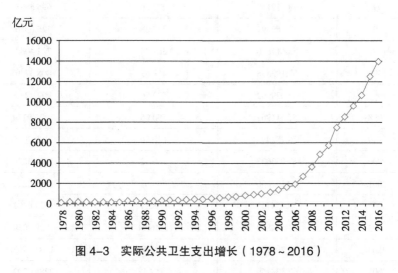

亿元

图 4-3　实际公共卫生支出增长（1978～2016）

图 4-3 更直观地反映了实际公共卫生支出的增长趋势。1978~2003 年，

公共卫生支出一直缓慢增长，比较平缓；2003年公共卫生支出保持强劲的增长势头，这是由于政府加大了公共卫生方面的投入以此来抗击SARS；之后中央将"增加政府投入"作为深化新医改的关键，公共卫生支出规模进一步扩大，尤其是2007年、2008年增长更为迅速，表现在图4-2中就是增长趋势比较陡直，但这其中也有统计口径调整的因素。

（2）公共卫生支出相对规模变化

尽管实际公共卫生支出相较名义公共卫生支出而言，剔除了通货膨胀的因素，但依然会受到经济发展阶段的影响，此外各个国家在某些统计指标的计算口径上存在差异，因此在进行横向国际比较时，通常对比公共卫生支出的相对规模变化。公共卫生支出的相对规模变化是一种考察卫生支出在一国中地位的重要方法，反映了卫生和卫生支出在国民经济中的地位，以及政府卫生财政投入的力度，还可以通过国际比较从而来发现各国对公共卫生事业重视程度存在的差异。下面我们分别从上文所述的三个相对指标进行公共卫生支出相对规模的分析。

第一，公共卫生支出占卫生总费用的比例变化。

我们首先来看卫生总费用的变化情况。图4-4为1978年至2016年间我国卫生费用及占GDP的比重。可以看出，无论是绝对规模还是相对量规模，中国的卫生费用都呈现出较快的增长势头。从绝对规模上看，卫生费用由1978年的110.21亿元增长到2016年的46344.88亿元，38年间增长了419倍；从相对规模上看，1978年，我国卫生费用仅占当年GDP的3%，到2016年卫生总费用提升至46344.88亿元，占当年GDP的6.23%，现状距离"健康中国2020"战略研究报告提出的"到2020年，中国卫生总费用占GDP比重达到6.5%-7.0%"目标距离可谓十分接近。我国卫生总费用在国民经济中所占的比重总体呈现出一种曲折上升的趋势，具体来看，在20世纪90年代以前，该比重一直徘徊在3%左右；1991年，卫生总费用在国民经济中所占的比重首次突破4%，但随后在1993年至1996年进入了一段低谷期，1997 年开始反弹回升，此后基本呈上升趋势。

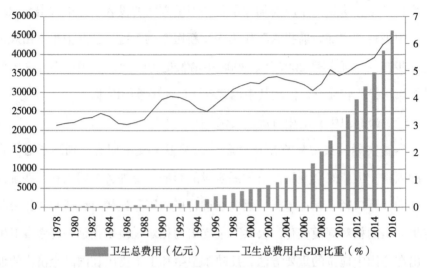

图 4-4 1978～2016 年卫生总费用及其占 GDP 的比重

接下来我们进一步分析卫生总费用的构成。在卫生总费用大幅度增长的同时，公共卫生支出的绝对规模虽然增长了，但其在卫生总费用中所占的比例并没有同步增长，这主要是由于 1978 年以来随着改革开放的深入，经济市场化程度步步加深，市场化趋势也逐步进入到卫生领域。从图 4-5 的卫生总费用的构成比来看，1978 年公共卫生支出占卫生总费用的比例为 32.16%，到 2016 年降至 30.01%。具体来看，从 1978 年至 1982 年逐年上升至历史高点 38.86%，之后，一路回落，至 2000 年只有 15.47%，达到历史最低点。2003 年的"非典"事件打破了这一趋势，政府开始大幅增加对公共卫生的投入，数据上一方面表现为绝对规模的扩大，2003 年的公共卫生支出绝对规模急剧升高至 1116.94 亿元，另一方面表现为相对规模的提升，当年公共卫生支出占卫生总费用的比重反弹至 16.96%，在之后的几年相对规模进一步提高，2011 年达到近年来的最高点 30.66%，此后一直徘徊在 30% 左右。社会卫生支出占卫生总费用比重的变化趋势与公共卫生支出占卫生总费用比重变化趋势相似，也发生了下降，从 1978 年的 47.4%

一路下降至 2001 年的历史最低点 24.10%，此后逐年上升，这是因为这一时期公共卫生支出比重增加，大幅提高了社会保险医疗制度的覆盖面，该比重 2016 年达到 41.21%。居民个人卫生支出占卫生总费用的比重与这两者呈反方向变动，在 1978 年至 2002 年之间，居民个人卫生支出由 1978 年的 20.43% 增长到 2002 年的 57.72%，呈现出快速增长势头，占据卫生总费用的半壁江山，2003 年以来随着社会卫生支出比重的增加，居民个人卫生支出比重持续下降。

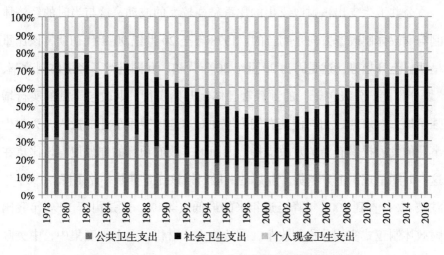

图 4-5　1978～2016 年卫生总费用的构成变化趋势

资料来源：《中国统计年鉴》（2017）

　　公共卫生支出占比的变化趋势与中国卫生财政支出政策演变是相吻合的。2003 年以前，占据卫生总费用半壁江山的个人卫生支出其快速增长使得卫生总费用规模增长，而公共卫生支出占卫生总费用的比重偏低，并呈现逐年降低的趋势，这一阶段政府卫生政策的总体取向是缩减政府卫生支出在卫生总费用中的比重，不断弱化政府责任，强化个人筹资的责任。2003 年以后，卫生总费用中公共卫生支出逐年减少的趋势有所缓解，公共卫生支出和社会卫生支出的增长率超过居民个人卫生支出的增长率，二者在总费用中所占的比例也有所上升。这主要得益于国家发展观的转变，出台了一系列的卫生服务改革政策，一定程度上降低了居民个人卫生支出的比例，减轻了居民个人负担。

第二，公共卫生支出占财政支出和 GDP 的比重。

公共卫生支出属于政府总的公共支出的一部分，在资源有限的情况下，为了获得财政预算就要与其他的部门争夺资金。因此，公共卫生支出占财政支出和 GDP 的比重反映了政府对卫生事业发展的重视程度。图 4-6 直观地展现了这两个比重在 1978 年至 2016 年间的变动趋势。

公共卫生支出占财政支出的比重呈现较大的波动，这与当时的经济体制与财政体制改革方向是吻合的。1978 年至 20 世纪 90 年代初期，该比重呈明显上升趋势，这是因为 20 世纪 80 年代初，我国进行了经济体制改革，"划分收支，分级包干"的预算管理体制开始实行，财政包干制的实行增强了地方政府的财力，使其有能力增加对本地区卫生事业的投入，为卫生事业的发展提供有力的财政支持，因而地方政府预算的加强使得该比重在这一时期呈现出上升趋势。随后的一段时期该比重开始一路下降，1999 年跌破 5%，直到 2006 年降至近年来的最低点 4.4%，这是由于 1994 年我国财政体制正式实施分税制改革，财政收入（财权）向上高度集中，中央政府获得了大部分的财政收入，使得地方政府的财政收入比重明显下降。地方政府的目标是追求财政收入和国内生产总值的最大化，因而地方政府将有限的财力重点放在了经济建设上，同时由于地方政府对公共卫生投入所产生的经济效益是长远的，距其产生结果有一个滞后期，所以导致公共卫生支出占财政支出的比重从 1978 年至 1994 年间的 5.32% 降至 1995 年至 2002 年间的 5.04%。直到 2003 年这种下降趋势才因"非典"事件有所减缓，2006 年以后政府对公共卫生的投入力度明显加大，最终提升至 2016 年的 7.41%。

与此相比，公共卫生支出占国内生产总值 GDP 的比重波动较为平缓，比重一直很低。2016 年比重最高，为 1.87%，1995 年最低，为 0.63%。具

体来看，从 1978 年至 20 世纪 90 年代初，公共卫生支出占国内生产总值
GDP 的比重一直在 1% 左右徘徊，1988 年该比重跌破 1%，之后的数年
里持续缓慢下降，到 1995 出现历史最低水平 0.63%，1996 年以后开始缓
慢回升，2008 年以后，公共卫生支出大幅度提升，其占 GDP 比重上升为
1.19%。根据最新关于公共卫生支出最优规模的研究，有学者[①]表示我国公
共卫生支出最优规模（公共卫生支出占 GDP 的比例）应为 1.10%，由此可
见，我国目前的公共卫生支出规模基本接近最优。

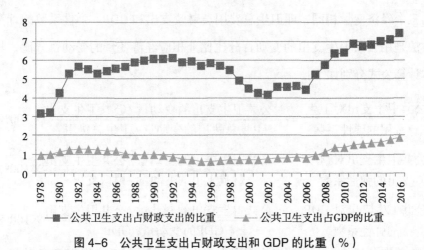

图 4-6　公共卫生支出占财政支出和 GDP 的比重（%）

资料来源：《中国统计年鉴》（2017）

第四节　我国公共卫生支出规模动态分析

一、公共卫生支出规模动态指标

在静态分析了公共卫生支出的规模后，我们进一步对公共卫生支出规

---

① 傅书勇，孙淑军. 我国政府卫生支出的最优规模估算——基于面板数据模型的计量分析［J］. 卫生
软科学，2018，32（12）：30-35.

模进行动态分析。公共卫生支出规模动态分析主要分析其自身的变化速度以及相对于其他经济变量的相对变化速度，前者常用增长率衡量，后者常用增长弹性系数衡量。增长率也称增长速度，反映一定时期内卫生支出的相对变化速度，常用的统计指标有同比上年增长率和一定时期内的年均增长率；弹性系数是一定时期内公共卫生支出和相关经济指标增长速度的比率，是一种相对增长率，用来衡量公共卫生支出变动的百分比对另一个经济变量变动的百分比的依存关系。这里的经济变量和上述规模分析中用到的三个经济变量相同，即卫生总费用、财政支出和GDP。弹性系数的计算方法是用公共卫生支出的变动百分比比上相应经济变量的变动百分比，具体计算公式分别如下：

$$\text{公共卫生支出对卫生总费用的弹性系数} = \frac{\text{公共卫生支出的变动量} / \text{公共卫生支出}}{\text{卫生总费用的变动量} / \text{卫生总费用}} \times 100\%$$

$$\text{公共卫生支出对财政支出的弹性系数} = \frac{\text{公共卫生支出的变动量} / \text{公共卫生支出}}{\text{财政支出的变动量} / \text{财政支出}} \times 100\%$$

$$\text{公共卫生支出对GDP的弹性系数} = \frac{\text{公共卫生支出的变动量} / \text{公共卫生支出}}{\text{GDP的变动量} / \text{GDP}} \times 100\%$$

静态分析中考查公共卫生支出占卫生总费用、财政支出和GDP比例的情况，是为了反映一国对于公共卫生事业的支持力度，而动态分析中的公共卫生支出弹性是为了评价公共卫生支出发展与经济增长是否相协调，公共卫生支出既要保障公民对健康和医疗卫生的需求，又要和经济增长水平相适应，如不协调，可对原因进行剖析，从而发现公共卫生支出存在的问题。以公共卫生支出对GDP的弹性系数为例，如果弹性系数大于1，表明公共卫生支出增长速度快于国民经济增长；弹性系数小于1，表明公共卫生支出增长速度慢于国民经济增长；弹性系数等于1，表明公共卫生支出同国民经济保持同步增长。国际经验显示，在一般情况下，公共卫生支出对GDP的弹性系数略大于1，可以保持卫生事业的稳步协调发展。

二、公共卫生支出增长率的变化

（1）比上年增长率的变化

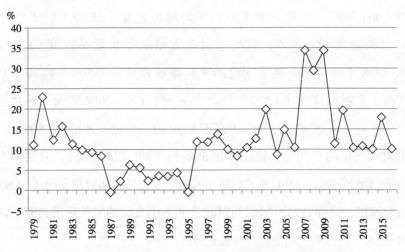

图 4-7　公共卫生支出同上年增长率变化（按可比价格）

注：按可比价格计算（2015 年 =100）

资料来源：根据《中国统计年鉴》（2017 年）计算而得

根据图 4-7 的描述，1978~2016 年之间我国实际公共卫生支出每年比上年的增长率（按可比价格计算）有较大的波动，呈波浪形变化。实际公共卫生支出的可比价格增长率从 1982 年开始下降，在 1984~1995 年之间，增长率没有超过 10%，甚至个别年份还出现了负值。1996~2002 年有所上升，并趋于稳定，直到 2003 年"非典"暴发，公共卫生支出的增长率显著提高，比 2002 年高出 7.1 个百分点，比 2004 年高出 11.6 个百分点。2007 年因为财政支出口径有所调整，与往年不具有可比性。2010 年以来，增长率在波动中有所下降。

（2）年均增长率的变化

基于 1978~2016 年之间我国国内生产总值、公共卫生支出和财政支出的实际数据（以 2015 年为基数标化），以及这一时期相关政策的变化特点，我们分六个阶段来分别计算出各指标的年均增长速度。研究发现：如表 4-2 所示，在 1978~2008 年之间，公共卫生支出的平均增长速度（11.51%）高于 GDP（9.58%）和财政支出（9.03%）的增长速度；在 1978~2004 年间，公共卫生支出的平均增长速度（8.83%）低于 GDP 的平均增长速度（9.62%），但高于财政支出的平均增长速度（8.32%）；1978~2008 年间，公共卫生支出的平均增长速度（10.50%）略高于 GDP（9.93%）和财政支出（8.32%）的增长速度；1997~2004 年间，公共卫生支出的平均增长速度（11.89%）高于 GDP 的平均增长速度（8.80%），但低于财政支出的平均增长速度（15.59%）；1997~2016 年间，公共卫生支出的平均增长速度（15.42%）均高于 GDP（9.23%）和财政支出（13.80%）的增长速度。这体现出不同时期财政公共卫生支出的增长速度具有不同阶段的特点，并呈现不断增长的发展趋势。

表 4-2　不同时期我国 GDP、公共卫生支出和财政支出年均增长速度的变化

单位：%

时期	GDP	公共卫生支出	财政支出
1978 ~ 1997	9.92	7.73	4.46
1978 ~ 2004	9.62	8.83	7.33
1978 ~ 2008	9.93	10.50	8.32
1978 ~ 2016	9.58	11.51	9.03
1997 ~ 2004	8.80	11.89	15.50
1997 ~ 2008	9.95	15.46	15.33
1997 ~ 2016	9.23	15.42	13.80
2004 ~ 2008	11.99	21.97	15.02
2004 ~ 2016	9.48	17.52	12.83
2008 ~ 2016	8.25	15.36	11.74

注：年均增长速度按可比价格计算

资料来源：根据《中国统计年鉴》（2017 年）计算而得

三、公共卫生支出弹性分析

我国 1979 年至 2016 年公共卫生支出增长弹性系数的折线图如图 4-8 所示。可以发现，公共卫生支出对卫生总费用和财政支出弹性系数均大于 0，公共卫生支出对 GDP 弹性系数除 1980 年、1981 年以外，其余年份也均大于 0，这说明公共卫生支出与卫生总费用、财政支出和 GDP 正相关，其变动方向一致。但从具体数值来看，弹性系数呈现出阶段性的以三年为一个周期波浪形上下起伏，1979 年至 2016 年这 37 年间，其中公共卫生支出对卫生总费用弹性大于 1 的年份有 18 个，公共卫生支出对财政支出弹性大于 1 的年份有 23 个，公共卫生支出对 GDP 弹性大于 1 的年份有 25 个，其余小部分年份表现为公共卫生支出弹性系数小于 1。公共卫生支出对卫生总费用弹性的变化与特定时期的卫生体制和财政体制的变化有关，可以划分为三个阶段：1979 年至 1985 年，1986 年至 2003 年，2003 年之后。1979 年至 1985 年，公共卫生支出对卫生总费用的弹性系数基本大于 1，富于弹性；从 1987 年开始，公共卫生支出对卫生总费用的弹性系数急剧降至 0.2，直到 2003 年"非典"暴发，弹性系数才反弹回 1 以上，这主要是由于实行了医疗卫生市场化改革，可以追溯到 1985 年国务院批转的《卫生部关于卫生工作改革若干政策问题的报告》，政府对于公共卫生的财政负担大大减轻。公共卫生支出对财政支出弹性的变化主要服从特定时期的财政体制的变化，以 1994 年分税制改革和 2003 年"非典"暴发为分界点将其划分为三个阶段，1979 年至 1994 年、1995 年至 2002 年和 2003 年之后，分阶段观察其变化趋势与财政政策的一致性：1994 年我国实行分税制之前，公共卫生支出对财政支出的弹性系数基本大于 1，是富有弹性的，而分税制到"非典"暴发前这段期间是缺乏弹性，"非典"暴发之后普遍富有弹性。这一现象说明，在分税制改革后到"非典"暴发前期间，公共卫生支出的增长速度慢于财政支出的增长速度，也就是说在新增的财政支出中公共卫生支出所占比重呈下降趋势。随着"非典"的暴发，国家加大了对卫生的投入，公共卫生支出增幅开始高于财政支出的增长速度。

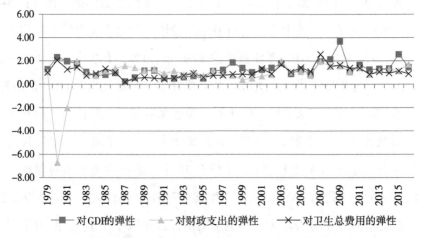

图4-8　1979~2016年我国公共卫生支出弹性变化情况

资料来源：根据《中国统计年鉴》（2017）计算而得

第五节　我国公共卫生支出结构分析

实现有效的医疗服务需要政府投入一定规模的公共卫生支出提供财政支持，而一味地扩大公共卫生支出规模，并不一定能够实现此目标。在公共卫生支出规模适宜的前提下，实现医疗卫生资源合理有效配置的关键是合理的公共卫生支出结构，这更是实现公平、健康、低价医疗的关键。所谓公共卫生支出结构，一种观点认为，公共卫生支出结构是"国家和地方财政用于发展促进医疗卫生事业的资金的用途、使用方向、比例构成及其相互关系"。另一种观点认为，公共卫生支出结构是"公共卫生支出总额中各类支出的组合状态及各类支出在支出总额中的比重"。总而言之，公共卫生支出结构表现为一种构成和比例关系。然而，这种认识并不全面，应从以下三个方面进行认识：第一，公共卫生支出结构是质和量的统一。

质是指各构成要素的技术经济联系，这是要素内在性质以及作用方式上的特点所决定的；量是指支出分配中各个项目、各个层级、各个地区等方面的比例构成，反映了各部门、区域所处的地位及它们之间的相互联系和相互作用，是公共卫生支出结构的外在表现。第二，财政支出结构是一个体系，是项目多样性和层级多样性的统一。从横向上看，各类支出项目之间是并列的关系；从纵向上看，各类支出项目在各级政府之间存在着职能划分的关系。因此公共卫生支出结构在项目与政府层间有交叉关系，不能局限于各支出项目的单一方向的组合状态。第三，分析公共卫生支出结构要静态分析与动态分析相结合。静态是指在一定时期内，公共卫生支出结构表现为比较稳定的比例构成状态，反映一国或一个地区公共卫生事业的现状；动态是指公共卫生支出结构始终处于不断的变化中，表现为一定的发展变化趋势，是其结构发展演进的基础和依据。总之，公共卫生支出结构应该表述为用于公共卫生的财政资金分配中诸构成要素相互联系、相互作用的内在关系以及时间和空间表现。

根据分析对象和分类标准的不同，我们可以将公共卫生支出结构分为以下几类：

第一种是公共卫生支出的功能结构，它是按照用途区分的各项支出结构。中国公共卫生支出如图 4-1 所示主要由（1）-（4）四部分组成。在《2017 年政府收支分类科目中》对公共卫生支出进行了更细致的划分，具体包括 13 个方面的支出。

第二种是公共卫生支出的区域空间结构，它是指公共卫生支出在不同区域间的分配比例。具体可分为地区结构和城乡结构。

第三种是公共卫生支出的政府层级结构，它是指公共卫生支出在不同层级政府间的分配比例。

本书主要研究公共卫生支出责任的划分，因而重点分析公共卫生支出的功能结构及政府层级结构。

一、公共卫生支出的功能结构

按功能划分，公共卫生支出可以分为医疗卫生服务支出、医疗保障支出、行政事务管理支出和人口与计划生育事务支出四类。医疗卫生服务支出是指政府财政用于补助各类卫生机构提供相关卫生服务的经费；医疗保障支出是反映政府用于各类医疗保障项目、对基本医疗保险基金补助、残疾人康复以及财政对下岗失业人员的医疗保险补贴的支出；行政事务管理支出是反映政府用于卫生相关的行政事务管理的支出；人口与计划生育事务支出是反映政府对人口与计划生育的支出。

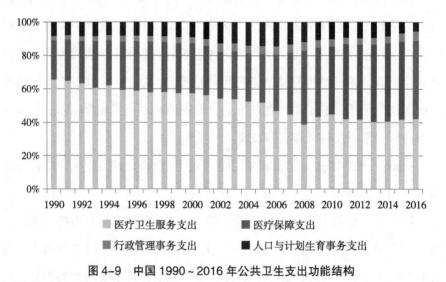

图 4-9　中国 1990～2016 年公共卫生支出功能结构

资料来源：《中国卫生和计划生育统计年鉴（2017）》

图 4-9 给出了我国 1990 年至 2016 年公共卫生支出的功能结构。从长期看，医疗卫生服务支出、医疗保障支出和行政事务管理支出的资金均呈现出逐年增加的趋势，特别是从 2002 年开始，随着中国一系列医疗保险适度的建立与实施，社会保障支出迅速增长，医疗保障支出增长率于 2008 年达到最大值 64.79%；人口与计划生育事务支出自 2013 年以来，逐年下降。尽管与其他三项支出相比，医疗卫生服务支出占公共卫生支出比重逐

年下降，但是截至 2007 年仍是公共卫生支出最重要的领域，其次分别是医疗保障支出、人口与计划生育事务支出和行政管理事务支出。2016 年医疗卫生服务支出规模为 5867.38 亿元、医疗保障支出规模为 6497.20 亿元、行政事务管理支出规模为 804.31 亿元和人口与计划生育事务支出规模为 741.42 亿元，1990 年至 2016 年上述四项支出年均增长率分别为 16.03%、21.14%、22.02% 和 16.03%。

图 4-10 显示，2005 年开始医疗卫生服务支出开始下降，而医疗保障支出随之上升，并且二者双向变化幅度加大，直到 2008 年医疗保障支出首次在规模和结构上超过医疗卫生服务支出，并于 2011 年开始再次位居首位，显示卫生政策从补给方为主向重点补需方的重大转变，有利于促进医疗服务市场的竞争、提升医疗服务效率。

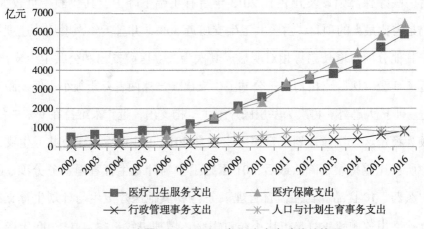

图 4-10　中国 2002～2016 年卫生支出功能结构图

资料来源：《中国卫生和计划生育统计年鉴（2017）》

为进一步反映当前我国公共卫生支出各具体分类项目的支出情况，接下来分析目前我国"医疗卫生支出"各分类科目支出状况。《2017 年政府收支分类科目》中"医疗卫生与计划生育支出"类下具体包括了 13 个款级项目，如图 4-10 所示。其中，原 05 医疗保障科目拆为 11 行政事业单位医疗、12 财政对基本医疗保险基金的补助、13 医疗救助和 14 优抚对象医疗这四个款级科目，07 计划生育事务项是 2014 年科目调整时并入的。

科目编码		科目名称	说明
类	款		
210		医疗卫生与计划生育支出	反映政府医疗卫生与计划生育管理方面的支出。
	01	医疗卫生支出与计划生育管理事务	反映医疗卫生与计划生育、中医等管理事务方面的支出。
	02	公立医院	反映公立医院方面的支出。
	02	基层医疗卫生机构	反映用于基层医疗卫生机构的支出。
	04	公共卫生	反映公共卫生支出。
	06	中医药	反映中医药方面的支出。
	07	计划生育事务	反映计划生育方面的支出。
	10	食品和药品监督管理事务	反映食品、药品医疗器械、化妆品监督管理方面的支出。
	11	行政事业单位医疗★	反映行政事业单位医疗方面的支出。
	12	财政对基本医疗保险基金的补助★	反映财政对基本医疗保险基金的补助支出。
	13	医疗救助★	反映医疗救助方面的支出。
	14	优抚对象医疗★	反映优抚对象医疗方面的支出。
	99	其他医疗卫生与计划生育支出	反映除上述项目以外其他用于医疗卫生与计划生育管理方面的支出。

图 4-11　医疗卫生与计划生育支出功能分类

资料来源：根据《2017 年政府收支分类科目》整理

从公共卫生支出百分比累计图（图 4-12）可以看出，尽管 2013 年以后，医疗保障财政支出占比 2013 年后有小幅下降，但其数额一直较大，仍是占比最大的项目，占公共卫生支出近 50%，并且近年来增加的速度快于其他分项，增长趋势相对明显。其次为公立医院支出和公共卫生支出，近 4 年公立医院支出均高于公共卫生支出，虽然两者差距很小，但差距有进一步扩大趋势。再次为基层医疗卫生机构支出，近年来维持在 9% 左右，较为稳定。人口与计划生育事务支出自 2014 年并入后，在公共卫生支出中所占比重持续下降。最后，01 医疗卫生与计划生育管理事务分项、06 中医药、10 食品和药品监督管理事务、99 其他医疗卫生与计划生育支出分项支出数额较少，总占比不超过 10%，增加也较平缓，其中 06 中医药支出数额最少，也是增长最缓慢的。2017 年是实施"十三五"规划承上启下的重要一年，《"十三五"规划纲要》中明确指出要推进健康中国建设，我国进一步加大对公共卫生财政支持力度，就规模而言，除人口与计划生育事务支出外的各分项支出均有所增加，但从支出结构看，其各自所占比例基本未变，公共卫生支出功能结构并未发生较大改变。2017 年医疗保障支出较占比开始有所回升，达到 47.75%，较上一年增加了 0.48 个百分点，其次是公立医院，占比 15.18%，两者之和超过了整个公共卫生财政支出的半壁江山。总体来说，保障治疗性支出要大于预防性支出，我国长期以来"重医疗、轻预防"的情况未发生根本转变。

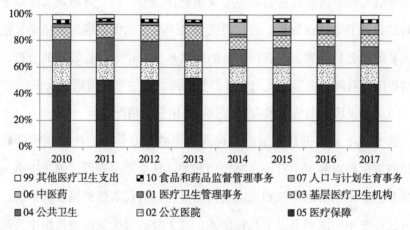

图 4-12　公共卫生支出百分比累计图

资料来源：根据历年《全国财政决算报告》整理而得

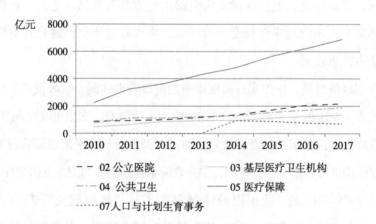

图 4-13　2010~2017 年我国公共卫生支出主要分项支出趋势

资料来源：根据历年《全国财政决算报告》整理而得

二、公共卫生支出的政府层级结构

我国政府间公共卫生支出责任的层级结构体现在两个方面，一方面是中央政府与地方政府间的公共卫生支出责任划分，另一方面是省级以下政府间的公共卫生责任划分。通过研究公共卫生支出的政府层级结构，能对我国政府间公共卫生支出责任划分的现状形成一个逻辑性较强的分析，从而对我国政府间公共卫生支出责任划分的现状有一个较清晰的认识。

（1）中央政府与地方政府公共卫生支出分工情况

公共卫生支出的政府层级结构同一国的财政体制、法律规定的政府承担的卫生职责和卫生管理体制密切相关。从全球范围看，纵观中央与地方公共卫生支出财政事权和支出责任划分在具有代表性的国家的情况，根据分权程度不同主要有以下几种模式：（1）公共卫生支出主要由中央政府提供负责，中央政府承担主要责任，地方政府则发挥辅助作用；（2）由地方政府负主要支出责任，中央政府则发挥辅助作用；（3）由地方政府负完全责任，比如印度，卫生保健支出全部由地方政府提供，这是一种特殊情况。通常，卫生管理集权程度高的国家，中央政府所负担的公共卫生支出份额所占比重较大。

计划经济时期，中国实行高度集中的财政管理体制，财政预算采取统收统支方式。在这种模式下，医疗机构的收入上缴政府，支出由政府预算补偿；各级政府根据医疗机构的经济性质，通过全预算管理和平衡预算管理等方式对医疗机构进行补偿。这一时期，中央政府承担了主要的卫生支出责任。

自1978年以来，我国财政体制经历了从"统收统支"向"分灶吃饭"、再向以"分税制"为核心的分级财政转变过程，财政的分权化程度不断加深。与之相随的是，分权化趋势也逐步进入卫生领域。20世纪80年代初，伴随着市场经济体制改革，中国财政制度由高度集中的统收统支管理模式转变为中央与地方政府收支分开的模式，随着财政体制的转变，政府卫生支出责任在中央政府和地方政府间重新划分，中央政府将卫生费用筹资责任下移，地方政府承担了更多的支出责任，同时中央调剂的比重很小。这一时期我国一些地方政府健康管理机构缺乏投资能力，导致健康投入不足。再到1994年开始的"分税制"，各级政府间公共卫生支出责任也做了相应的调整，进行了大规模的分权化改革。

图4-14和图4-15分别反映了近10年中央财政和地方财政在公共卫生支出上的规模以及所占比重。从规模看，中央政府与地方政府公共卫生支出均呈现持续快速增长的趋势。可以看出，近10年，中央财政公共卫生支出从2008年的46.78亿元增加2017年的107.60亿元，增长了1.3倍；同期，地方财政公共卫生支出从2710.26亿元增长到14343.03亿元，增长了4.3倍。

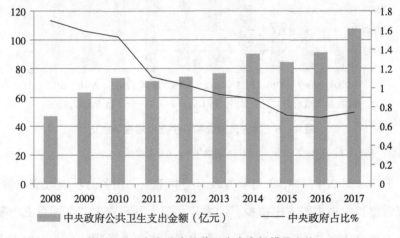

图4-14　中央政府公共卫生支出规模及占比

资料来源：根据2009～2018年《中国财政统计年鉴》数据整理而得（中央公共卫生支出未包括中央本级卫生支出和中央给地方的卫生转移支付）

但从中央与地方政府公共卫生支出占比来看，2008~2017年的10年中，中央政府公共卫生支出占全国公共卫生支出的比重呈逐年下降趋势，由2008年的1.70%将至0.74%，而地方政府所占比重则呈逐年上升趋势，由98.30%上升至99.26%。从近10年的数据发现，中央政府公共卫生财政支出占全国公共卫生财政支出在1%左右，而地方政府承担了99%左右的支出责任。由此可见，中央政府和地方政府在公共卫生支出上的差距还是非常悬殊的，中央本级承担的公共卫生财政支出份额非常少，主要的财政支出责任由地方政府承担，公共卫生支出增长的压力"转嫁"到了地方政府身上。尽管新一轮卫生体制改革强化了政府责任，但是仍未改变以地方政府为主的筹资模式，这是中国不同地区健康投入不均衡、公共健康服务公平性低的重要原因。

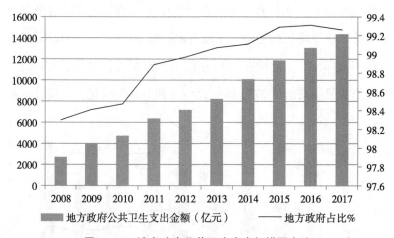

图 4-15 地方政府公共卫生支出规模及占比

资料来源：根据 2009～2018 年《中国财政统计年鉴》数据整理而得

表 4-3 是 2017 年中央与地方政府公共卫生支出各分项财政支出情况。可以看出，中央本级支出很少，地方公共卫生财政支出与全国总支出基本持平。就具体事务而言，中央政府在中医药事务上承担的公共卫生支出比例最高，其次是食品和药品监督管理事务、公立医院，承担比例最低的是公共医院事务支出。

表 4-3　2017 年公共卫生支出中央和地方政府各分项占比情况

单位：亿元、%

项目	全国公共卫生支出	中央公共卫生支出	地方公共卫生支出	中央占比	地方占比
医疗卫生与计划生育管理事务	464.49	7.07	457.42	1.52	98.48

续表

项目	全国公共卫生支出	中央公共卫生支出	地方公共卫生支出	中央占比	地方占比
公立医院	2193.47	49.81	2143.66	2.27	97.73
基层医疗卫生机构	1325.18	0.19	1324.99	0.01	99.99
公共卫生	1885.84	12.98	1872.86	0.69	99.31
中医药	41.88	2.70	39.18	6.45	93.55
计划生育事务	709.85	3.49	706.36	0.49	99.51
食品和药品监督管理事务	436.30	16.19	420.11	3.71	96.29
财政对基本医疗保险基金的补助	5024.08	7.39	5016.69	0.15	99.85
医疗救助	320.91	0.87	320.04	0.27	99.73
其他医疗卫生与计划生育支出	492.79	2.19	490.60	0.44	99.56

资料来源：根据 2017 年《中国财政统计年鉴》整理而得。中央公共卫生支出未包括中央本级卫生支出和中央给地方的卫生转移支付

（2）省级以下政府公共卫生支出分工情况

由于近几年我国各市县关于公共卫生支出的统计数据不完整，同时各省份统计口径存在差异，为全面分析省本级及以下政府公共卫生支出分工情况，在此处分别从我国东部、中部和西部选取具有代表性的省份——浙江、河南和贵州为例。选取这三个省份作为代表性省份主要是基于以下考虑：第一是考虑到数据的可获性和完整性，第二是这三个省份分别代表了我国经济和卫生事业发展水平的高、中、低三个层次，便于我们分析不同经济水平下公共卫生支出责任在省级以下政府间负担结构是否存在差异；第三是这三个省份代表了不同的"省直管县"体制改革的阶段与模式，浙江省作为全国最早实行省管县体制的省份，其成功的"扩权强县 + 财政直管县"浙江模式被很多省份在后来的改革中借鉴。河南是我国首个宣布启动行政省管县体制改革试点的省份，采用的主要是"财政直管县 + 扩权强县 + 行政省直管县（试点）"的模式，贵州于 2013 年才开始推行"省直管县"体制改革，较其他省份启动较晚，主要采取的是"财政直管县 + 强县

扩权（试点）"模式。

表4-4是这三个省份的主要经济发展指标和卫生事业发展指标。从经济发展指标看，三个省份经济发展水平差异较大。浙江省地处经济较发达的东部，2018年GDP为56197.15亿元，人均GDP为98643.00元，位居全国第6，在东部11省份中排名第5，人均可支配收入为45839.84元，全国与区域内排名均为第3；河南省地处中部，2018年GDP为48055.86亿元，人均GDP为50152.00元，位居全国第18，在中部8省份中排名第4，人均可支配收入21963.54元，全国排名第24，区域排名最后；贵州位于经济欠发达的西部，2018年GDP为14806.45亿元，人均GDP为41244.00元，全国排名30，在西部12省份中排名第10，人均可支配收入为18430.18元，排名与人均GDP排名相同。当年全国人均GDP为64644.00元，人均可支配收入为28228.00元，三省的平均水平与全国接近。从卫生事业发展指标看，2017年浙江省人均卫生总费用为4995.65元，高于全国水平，河南和贵州比较接近，均低于全国平均水平，卫生总费用占GDP比重贵州最高，为7.71%，且高于全国水平，浙江最低，为5.46%；2018年公共卫生财政支出河南最高，为928.95亿元，贵州最低，为481.80亿元，前者为后者的近2倍，公共卫生财政支出占GDP比重贵州省最高，为3.25%，远高于全国水平，浙江省最低，为1.11%，前者是后者的近3倍。2017年全国人均总费用为3783.83元，卫生总费用占GDP比重为6.36%，公共卫生财政支出占GDP比重为1.71%，三省的平均值分别为3595.49元、6.43%和2.10%，与全国水平接近。从上面的分析可以看出，三个省份的经济水平、富裕程度和政府对卫生事业的投入力度都存在较大差异，但平均水平与全国接近，表明省份的选取具有一定的代表性。

表 4-4 代表省份经济发展及卫生事业发展情况表

省份	浙江	河南	贵州	平均	全国
（1）GDP（亿元）	56197.15	48055.86	14806.45	39686.49	900309.50
（2）人均 GDP（元）	98643.00	50152.00	41244.00	63346.33	64644.00
（3）人均居民可支配收入（元）	45839.84	21963.54	18430.18	28744.52	28228.00
（4）人均卫生总费用（元）	4995.65	2874.43	2916.38	3595.49	3783.83
（5）卫生总费用占 GDP 比重（%）	5.46	6.11	7.71	6.43	6.36
（6）公共卫生财政支出（亿元）	626.20	928.95	481.80	678.98	15412.90
（7）公共卫生财政支出占 GDP 比重（%）	1.11	1.93	3.25	2.10	1.71

注：（4）（5）为 2017 年数据，其余指标为 2018 年数据。

资料来源：《中国统计年鉴（2019）》和《中国卫生健康统计（2019）》

表 4-5 至表 4-7 分别为浙江、河南和贵州近年来公共卫生支出省级以下政府的负担结构，为了可以直观地看出负结构及其变化，根据表中数据绘制的百分比累计图如图 4-16 至图 4-18 所示。

表 4-5 浙江省公共卫生财政支出省级以下政府负担结构

单位：万元、%

年份	浙江全省	支出金额			占比		
		省本级	市级	县级	省本级	市级	县级
2008	1428690	226042	261771	940877	15.82	18.32	65.86
2009	1770527	242158	331624	1196745	13.68	18.73	67.59
2010	2245289	295699	391131	1558459	13.17	17.42	69.41
2011	2789806	321257	454211	2014338	11.52	16.28	72.20
2012	3059117	347102	504620	2207395	11.35	16.50	72.16
2013	3507289	385126	554770	2567393	10.98	15.82	73.20
2014	4337985	412220	712912	3212853	9.50	16.43	74.06
2015	4854983	378928	794462	3681593	7.80	16.36	75.83
2016	5424383	384342	865786	4174255	7.09	15.96	76.95
2017	5841657	416010	819990	4605657	7.12	14.04	78.84
2018	6261980	342953	942826	4976201	5.48	15.05	79.47

资料来源：根据 2009～2019 年《浙江财政统计年鉴》数据整理而得

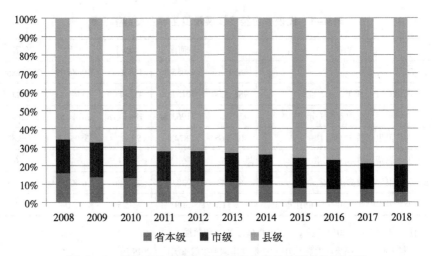

图 4-16　浙江省公共卫生支出政府负担结构百分比累计图

表 4-6　河南省公共卫生财政支出省级以下政府负担结构

单位：亿元、%

年份	河南全省	金额				占比			
		省本级	市级	县市级	乡镇级	省本级	市级	县市级	乡镇级
2008	145.47	13.19	24.76	105.42	2.10	9.07	17.02	72.47	1.44
2009	223.15	26.53	40.33	152.56	3.72	11.89	18.07	68.37	1.67
2010	270.21	28.40	43.25	195.64	2.92	10.51	16.01	72.40	1.08
2011	361.48	28.05	54.90	275.89	2.64	7.76	15.19	76.32	0.73
2012	425.99	30.30	54.83	337.38	3.48	7.11	12.87	79.20	0.82
2013	492.48	31.22	63.09	396.10	2.07	6.34	12.81	80.43	0.42
2014	602.95	34.88	73.34	477.37	17.35	5.78	12.16	79.17	2.88
2015	717.74	31.67	97.34	570.42	18.32	4.41	13.56	79.47	2.55
2016	778.01	36.74	91.93	631.48	17.87	4.72	11.82	81.17	2.30
2017	836.66	38.88	105.75	672.99	19.05	4.65	12.64	80.44	2.28
2018	928.95	45.87	123.42	741.89	17.77	4.94	13.29	79.86	1.91

资料来源：根据 2009～2019 年《河南统计年鉴》数据整理而得

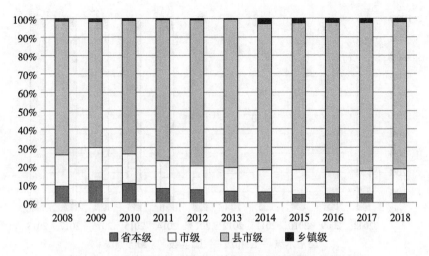

图 4-17 河南省公共卫生支出政府负担结构百分比累计图

表 4-7 贵州省公共卫生财政支出省级以下政府负担结构

单位：亿元、%

年份	贵州全省	金额				占比			
		省本级	市级	县级	乡镇级	省本级	市级	县级	乡镇级
2008	67.44	8.68	7.72	50.10	0.93	12.87	11.45	74.29	1.38
2009	102.84	19.87	10.91	69.94	2.13	19.32	10.61	68.01	2.07
2010	127.68	13.83	15.55	94.40	3.91	10.83	12.18	73.93	3.06
2011	173.26	14.12	24.90	131.75	2.48	8.15	14.37	76.04	1.43
2012	201.05	13.08	26.00	159.54	2.44	6.51	12.93	79.35	1.21
2013	228.71	13.31	27.14	185.45	2.81	5.82	11.87	81.09	1.23
2014	303.25	22.37	30.64	232.08	18.16	7.38	10.10	76.53	5.99
2015	360.80	20.26	35.73	283.96	20.85	5.62	9.90	78.70	5.78
2016	392.51	25.24	38.32	308.64	20.30	6.43	9.76	78.63	5.17
2017	436.21	25.41	80.64	313.16	16.99	5.83	18.49	71.79	3.89
2018	481.80	31.79	103.35	331.60	15.06	6.60	21.45	68.83	3.13

资料来源：根据 2009～2019 年《贵州统计年鉴》数据整理而得

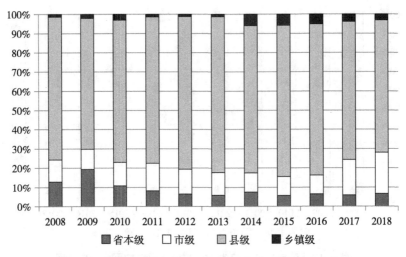

图4-18　贵州省公共卫生支出政府负担结构百分比累计图

具体分省来看，河南省省级人民政府公共卫生支出负担比例在2008—2018年间有所波动，2009年为11.89%，较上年增长了2.82个百分点，之后逐年下降至2015年的最低点4.41%，此后有小幅度增加，2018年为4.94%，市级政府承担比例变动与省本级类似，从2009年的18.07%逐年下降至2014年的12.16%，随后在波动中增长至2018年的13.29%，县级政府负担比例起伏较大，经历了三减两增，并且在2015年后有逐年减少的趋势，与2008年的负担结构相比，主要是省级政府和市级政府的负担比例发生了改变；贵州省省级人民政府公共卫生支出负担比例2009年为11.89%，逐年下降至2013年的最低点5.82%，随后一年增一年减，2018年为6.60%，市级政府负担比例从2009年连续两年增加至2011年的14.37%，随后逐年减少至2016年的9.76%，2017年开始又大幅增加，直到2018年增加为21.45%，县级政府负担比例2009年开始逐年增加至2013年的最高点81.09%，2014年以后逐年减少至2018年的68.83%，乡镇级政府负担比例从2013年后也在逐年下降，与2008年负担比例结构相比，主要是省级政府和市级政府的负担比例发生了改变。

接下来我们对三省的负担结构进行比较。从表4-8可以看出，总体上各省都呈现出政府层级越低，支出责任越大。就近五年的平均数据来看，各省县级政府公共卫生支出负担比例均超过了75%，河南县级政府负担比例最高，为82.41%，其次是贵州79.69%，浙江最低，为77.03%。对比近五年平均数据与2018年现状，可以发现，浙江公共卫生支出负担结构比较稳定，省本级和市级政府负担比例均有下降趋势，相应地，县级政府负担比例有继续增加的趋势；河南公共卫生支出负担结构也比较稳定，省本级和市级政府负担比例均有增加趋势，相应地，县级政府支出责任会有所减轻；贵州公共卫生支出负担结构相对变动较大，主要是因为近两年市级政府的负担比例大幅增加，使得县级政府负担比例相应地减少。

表4-8　浙江、河南和贵州三省公共卫生支出政府间负担结构　单位：%

省份		省本级	市级	县级
浙江	近五年平均	7.40	15.57	77.03
	2018年	5.48	15.05	79.47
河南	近五年平均	4.90	12.69	82.41
	2018年	4.94	13.29	81.77
贵州	近五年平均	6.37	13.94	79.69
	2018年	6.60	21.45	71.96

第六节　我国公共卫生转移支付情况分析

地方政府通过中央本级政府的一般和专项转移支付来增加地方政府可支配财力，平衡事权与支出责任的同时，也一定程度上缓解了地方财政支出压力。近年来，中央对地方的公共卫生转移支付规模呈明显上升趋势（图4-19），从2008年的780.02亿元增长到2017年的3559.44亿元，增长了3.6倍。其重要原因是，近年来随着全面建设小康社会步伐的加快，以及"健康中国"战略的加速推进，个人对健康需求的增加和政府投入的增加，使得公共卫生支出大幅增加；另一方面，由于中央和地方共担的事权项目增加，以及一部分中央承担的文化事权转移到地方，委托地方政府代为履行，导致专项转移支付的规模迅速扩大。

2014 年以来，公共卫生领域在完善一般转移支付制度的同时，不断清理整合专项转移支付项目。从表 4-9 可以看出，中央转移支付（公共卫生领域）以一般性转移支付为主，一般性转移支付规模和比例均有显著增加，近五年一般性转移支付占比已提高到 60% 以上，2017 年一般性转移支付占比达到最高值 70.59%。相应地，专项转移支付占比一直呈下降趋势，已不到 30%。

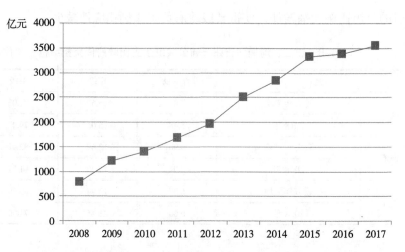

图 4-19 2008~2017 年中央财政公共卫生转移支付的变化趋势

资料来源：根据历年《中央对地方税收返还和转移支付决算表》整理而得

表 4-9 2008~2017 年度中央转移支付情况（公共卫生领域）

单位：亿元、%

年度	转移支付		一般性转移支付		专项转移支付	
	金额	占地方卫生支出比例	金额	占转移支付比例	金额	占转移支付比例
2008	780.02	28.78	0	0	780.02	100
2009	1209.71	30.78	4.07	0.34	1205.64	99.66

年度	转移支付		一般性转移支付		专项转移支付	
	金额	占地方卫生支出比例	金额	占转移支付比例	金额	占转移支付比例
2010	1411.79	29.84	16.28	1.15	1395.51	98.85
2011	1676.46	26.37	779.81	46.52	896.65	53.48
2012	1973.92	27.53	1063.3	53.87	910.62	46.13
2013	2511.57	30.62	1660.04	66.1	851.53	33.9
2014	2841.01	28.17	1880.46	66.19	960.55	33.81
2015	3330.15	28.06	2123.24	63.76	1206.91	36.24
2016	3385.14	25.9	2363.24	69.81	1021.90	30.19
2017	3559.44	24.82	2512.57	70.59	1046.87	29.41

资料来源：根据历年《中央对地方税收返还和转移支付决算表》整理而得

从项目上看，中央本级政府通过对地方政府一般转移2013年及之前为新型农村合作医疗等转移支付，2014年开始为城乡居民医疗保险等转移支付；专项支付在2015年及之前在《中央对地方税收返还和转移支付决算表》按照支出目的分类，2016年开始不再按照支出目的分类，专项转移支付项目多达10余项，每年项目类别略有差异，2016年开始统借统还外国政府贷款、国际金融组织贷款项目及基建支出不再包括在专项转移支付中。专项转移支付项目有6项，每年项目类别略有差异。城乡居民基本医疗保险转移支付金额占比是最高的，其次为公共卫生服务补助资金。这些项目明确了央地政府支出责任，地方配套情况明显较好。某些项目对支出责任划分不明确，地方配套资金难以保障。如建设项目一般采用中央承担建设资金、地方配套建设用地的共担模式。随着"土地资源"价值凸显，地方政府在配套卫生建设项目用地时存在经济因素考虑，个别地方政府甚至将土地款转嫁给机构。

表4-10　中央财政公共卫生转移支付内部结构　　　　单位：亿元

项目	2014	2015	2016	2017
转移支付	2841.01	3330.15	3385.14	3559.44
一般转移支付	1880.46	2123.24	2363.24	2512.57
城乡居民医疗保险等转移支付	1880.46	2123.24	2363.24	2512.57
专项转移支付	960.55	1206.91	1021.9	1046.87
公立医院补助资金	46.99	95.6	130.21	129.21
医疗救助补助资金	–	129.21	141.13	141.13
公共卫生服务补助资金	458.24	497.61	544.42	587.25
计划生育转移支付资金	70.71	77.17	91.48	74.61
优抚对象医疗保障经费	23.72	23.71	23.71	23.72
基本药物制度补助资金	90.65	90.96	90.95	90.95

资料来源：根据历年《中央对地方税收返还和转移支付决算表》整理而得（2016年开始统借统还外国政府贷款、国际金融组织贷款项目及基建支出不再包括在专项转移支付中）

具体看来，2014年，中央转移支付（公共卫生领域）的决算数为2841.01亿元，专项转移支付项目包括公共卫生服务补助资金、计划生育转移支付资金、优抚对象医疗保障经费、基本药物制度补助资金、临床重点专科建设补助资金、公立医院综合改革等补助资金、四川芦山地震灾后恢复重建资金及基建支出8项。2017年，中央转移支付（公共卫生领域）的决算数比2014年决算数增加了718.43亿元，并将专项转移支付项目进一步整合为6项，包括医疗服务能力提升补助资金、公共卫生服务补助资金、基本药物制度补助资金、计划生育转移支付资金、优抚对象医疗保障经费、医疗救助补助资金。

2018年，中央转移支付（公共卫生领域）规模预算数比2017年决算数增加了495.19亿元，其中：城乡居民医疗保险转移支付预算数为2807.91亿元，比2017年执行数增加295.34亿元，增长11.8%，主要是从2018年城乡居民医疗保险财政补助标准较上年提高，由每人每年450元提高到490元；医疗服务能力提升补助资金预算数为185.89亿元，比2017

年执行数增加 56.68 亿元，增长 43.9%，主要是 2017 年部分支出通过动用以前年度结转资金解决，2018 年全部通过年初预算安排；公共卫生服务补助资金预算数为 629.26 亿元，比 2017 年执行数增加 42.01 亿元，增长 7.2%，主要是将基本公共卫生服务经费财政补助标准在旧有标准上每人每年增加 5 元，提高到 55 元，相应增加支出；基本药物制度补助资金预算数为 90.96 亿元，与 2017 年执行数基本持平；计划生育转移支付资金预算数为 95.76 亿元，比 2017 年执行数增加 21.15 亿元，增长 28.3%，主要是加大对计划生育家庭的奖励扶助力度；优抚对象医疗保障经费预算数为 23.71 亿元，与 2017 年执行数持平；医疗救助补助资金预算数为 221.13 亿元，比 2017 年执行数增加 80 亿元，增长 56.7%，主要是支持深度贫困地区提高贫困人口医疗保障水平。

接下来，将公共卫生转移支付考虑在内，对中央与地方政府公共卫生支出负担比例进行重新估算，具体做法是将中央本级公共卫生支出和公共卫生转移支付之和作为中央实际的公共卫生支出，而将剔除公共卫生转移支付的地方公共卫生支出作为地方实际的公共卫生支出，重新估算后的负担比例如表 4-11 所示。由此估算，中央、地方政府的公共卫生支出比约为 2.8∶7.2，中央承担的卫生财政支出不及总支出的 1/3，地方政府在公共卫生支出中承担了主要责任。尽管中央政府通过转移支付的方式对地方政府给予补助，但是仍然无法改变我国以地方政府为主的公共卫生支出责任机制。我国目前的公共卫生财政支出央地负担结构呈现出以地方政府负担为主，这无疑加大了地方政府财政压力，对我国卫生事业的发展形成一定阻力。

表 4-11　2008~2017 年我国中央、地方政府卫生支出责任情况

单位：亿元、%

年度	中央公共卫生支出		地方公共卫生支出	
	金额	构成比	金额	构成比
2008	826.80	29.99	1930.24	70.01
2009	1273.21	31.88	2720.98	68.12
2010	1485.35	30.92	3318.83	69.08
2011	1747.78	27.18	4681.73	72.82
2012	2048.21	28.27	5196.90	71.73
2013	2588.27	31.26	5691.63	68.74
2014	2931.26	28.80	7245.55	71.20
2015	3414.66	28.57	8538.52	71.43
2016	3476.30	26.42	9682.47	73.58
2017	3667.04	25.38	10783.59	74.62

资料来源：根据历年《中国财政统计年鉴》及《中央对地方税收返还和转移支付决算表》整理而得（中央公共卫生支出包含中央本级支出和中央对地方转移支付）

表 4-12 给出了考虑中央转移支付后，2017 年公共卫生领域各事务中央、地方支出责任情况。财政对基本医疗保险基金的补助和医疗救助，中央承担的比例最高，超过了 50%；其次是公共卫生（狭义）、食品和药品监督管理事务、计划生育事务、公立医院、中医药；中央几乎不承担基层医疗卫生机构事务的支出，基本由地方政府自己承担。

表 4-12　2017 年我国中央、地方政府卫生支出责任分项情况

单位：亿元、%

项目	中央公共卫生支出		地方公共卫生支出	
	金额	构成比	金额	构成比
医疗卫生与计划生育管理事务	7.07	1.52	457.42	98.48
公立医院	179.02	8.16	2014.45	91.84
基层医疗卫生机构	0.19	0.01	1324.99	99.99
公共卫生	600.23	31.83	1285.61	68.17

续表

项目	中央公共卫生支出		地方公共卫生支出	
	金额	构成比	金额	构成比
中医药	2.70	6.45	39.18	93.55
计划生育事务	78.10	11.00	631.75	89.00
食品和药品监督管理事务	107.14	24.56	329.16	75.44
财政对基本医疗保险基金的补助	2519.96	50.16	2504.12	49.84
医疗救助	165.72	51.64	155.19	48.36
其他医疗卫生与计划生育支出	2.19	0.44	490.60	99.56

资料来源：根据 2017 年《中国财政统计年鉴》及《中央对地方税收返还和转移支付决算表》整理而得（中央公共卫生支出包含中央本级支出和中央对地方转移支付）

第五章　我国公共卫生事权与支出责任划分存在的问题及原因分析

第一节　存在的问题

一、医疗卫生体制改革不到位

公立医院及各乡镇卫生院是我国公共卫生体系中重要的组成部分，不仅是传染病、慢性病及部分公共卫生事件预防与治疗、报告与处理的前沿阵地，还承担了卫生工作中综合管理、组织协调和技术指导等方面的工作。因此，医疗卫生领域的变革对我国公共卫生工作的展开与成效具有十分重要的影响。纵观改革开放后我国医疗卫生体系的改革，市场化程度不断加深，尽管这种状况在 2003 年后开展的新一轮医疗卫生体制改革中有所改善，但市场在医疗卫生服务领域的参与比例仍然较高，政府在调节公共卫生服务供给的有效性和公平性方面的缺位状况并没有得到充分的改善，基础性公共卫生领域市场的"越位"和政府的"缺位"现象仍比较明显，这在一定程度上违背了公共卫生公益性的特征，不利于国民健康资本的积累与提升。

同时，农村医疗卫生投入不足、医护人员综合素质较低和人才稀缺的情况，也为省级以下公共卫生事权和支出责任的划分带来了困难。尽管 20 世纪以来，我国城镇化速度逐渐加快，但农村人口在我国人口中的占比仍然是极其巨大的，做好农村地区的公共卫生服务是政府的重要事权内容。此外，医药部分的状况也导致了公共卫生支出的居高不下和医疗成本的浪费。首先，医药部分带来的以药养医的问题，扰乱了正常的诊疗秩序，提高了药品价格，破坏了医疗卫生服务供给的公平性。其次，虚高的药价增加了医保报销的费用，直接导致了政府公共卫生支出的增加。在我国公共卫生支出经费本就不充足的情况下，这无异于雪上加霜。

二、地方政府公共卫生职能划分不合理

尽管在公共卫生领域，我国已就部分公共卫生事权进行了划分，但其合理性依然有待商榷。通过对各法律法规的梳理，得到了我国各级政府间关于公共卫生事权的划分现状，如图 5-1 所示。

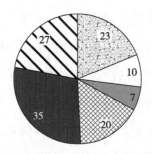

☒中央事权　　　　　　　　　□中央与省级政府事权
■中央与地方政府共同事权　　　⊠省级政府事权
■省级政府与地方政府共同事权　◖省以下地方政府事权

图 5-1　我国公共卫生事权划分现状

虽然国务院 2018 年 7 月颁布的《医疗卫生领域中央与地方财政事权和支出责任划分改革方案》中规定基本公共卫生属于中央和地方共同事权，但由于基本公共卫生事权与人民生活需求的关系密切，在具体的条例规定和行政实践中，大部分公共卫生事权项目都下放至地方政府进行管理，对省级以下政府间职责的划分不够清晰，容易造成"三个和尚没水吃""多龙治水"等问题。在现有的政策文献中我们发现，大部分地方对政府间事权的划分多表述为"县以上地方政府"事权，即省、市、县政府的共同事权。从图 4-1 中也可以看出，我国公共卫生事权主要集中于省级及以下的地方政府，尤其是省级政府与地方政府承担的共同事权占比最大，其次就

是省级以下地方政府的事权。

各级政府公共卫生事权交叉重叠的情况较多，权责不清，具体执行的过程中易发生争权夺利、互相推诿的情况，造成有的事情"谁都要管"，而有的事情则"谁都不管"的结果。如近年来暴发的 H1N1 型流感事件，反映了我国突发事件应急机制不健全、卫生执法监督不到位的问题，而这些问题正是由于各级政府间公共卫生事权划分不明确导致的。

三、缺乏具有法律效力的权力清单

目前，关于我国政府间公共卫生事权与支出责任划分的相关法规内容，仅在《基本公共服务领域中央与地方共同财政事权和支出责任划分改革方案》中对中央与地方公共卫生共同事权的划分方式和比例做出了规定，并没有具体的法律对其作出说明。其他政府间，尤其是省级以下地方政府间的事权和支出责任的划分，只能够在部分专门性法规中找到一些解释，且对事权的划分表述较笼统，责权主体不明确。由此可见，我国政府间公共卫生事权与支出责任的划分缺乏统一的法律性文件的指导。这就意味着上级政府在大多数情况下拥有更大的选择权，其有权力在责权划分不清晰的时候决定下级政府的事权范围，造成事权和支出责任过度下沉或责权不对等等情况的发生。此外，下级政府在对事权进行执行的时候也具有偶然性和随意性，因为职责的模糊，各级政府到底应该提供哪些公共卫生服务，各地政府的选择不尽相同，这就导致了全国各地政府对公共卫生事权和支出责任方面的划分方式不一，从而不利于在全国性公共卫生事件发生时，中央政府对各地方政府进行跨区域的统筹协调，最终影响事件处理的效率。重要的是，十九大报告提出要"建立事权与支出责任相统一的现代化财政制度"，而模糊的公共卫生事权划分现状必将得到不断的完善。

四、政府公共卫生支出规模不足

第一,公共卫生支出占卫生总费用的比重过低。近年来,我国公共卫生支出的绝对额虽有所增长,但是从卫生总费用的组成结构来看,公共卫生支出占卫生总费用的比例却下降了,由 1978 年的 32.16% 降至 2016 年的 30.01%。1978 年到 2016 年,我国公共卫生支出占卫生总费用的比例平均仅有 25.94%,而个人卫生支出占卫生总费用的比例从 1978 年以后持续增加,2001 年这一比值达到峰值 59.97%,这种趋势直到 2010 年才得以扭转。由此可见,得益于近年来的一系列卫生保障相关政策的出台,居民负担正逐渐减轻。

第二,公共卫生支出占我国财政支出及 GDP 的比重偏低。从本书的支出现状分析中可以看到,公共卫生支出占财政支出比重在 1978 年至 20 世纪 90 年代初期呈现出上升趋势,1994 年之后开始不断下降,这种趋势直到 2003 年才有所减缓,2006 年以后政府对公共卫生的投入力度明显加大,最终提升至 2016 年的 7.41%;公共卫生支出占财政支出占 GDP 比重波动较为平缓,比重一直很低。通过公共卫生支出弹性分析,发现公共卫生支出无论是对财政支出还是对 GDP 的弹性都是缺乏的,说明其增长速度低于同期财政支出和 GDP 的增长。虽然比重有所增加,但与公共卫生水平高的发达国家相比,公共卫生支出还是有一定差距。根据《世界卫生统计报告(2018)》[1]数据显示,在国际可比口径下,2015 年英国、德国、加拿大和美国四国的政府卫生支出占政府总支出的比重分别为 18.5%、21.4%、19.1% 和 22.6%,均超过了 18%,与我国同属中低收入国家的泰国,该比重都达到了 16.6%。

通过以上三个比重的分析,可以得出结论:我国公共卫生支出总量不

---

[1] WHO.World Health Report 2018.

足。在"新时代"下，人民群众对公共卫生的需求日益增长且变化，而公共卫生支出的不足，严重影响了公共卫生设施与服务的供给，使人们可以享受到的公共卫生产品及服务非常有限。其次，2010年以后我国的政府卫生支出占总费用的比重始终徘徊在30%，甚至还有下降的趋势，个人卫生支出比例的下降主要是由于社会卫生支出比例的提升。

五、公共卫生支出结构失衡

第一，就公共卫生支出的功能结构而言，在我国存在着严重的"重医疗、轻预防"的现象。从第四节对我国公共卫生支出在各项具体事务上的财政资金分配情况分析可以看出，"新医改"之后，在"医疗卫生支出"的13个项目中，"医疗保障"不论是规模还是增长速度，相较于其他项目而言，都体现出绝对优势，是"医疗卫生支出"最重要的项目。其他项目获得的财政资金力度与增长速度都远低于"医疗保障"项目。特别是偏向预防性工作的项目如中医药研究、食品和药品监督管理、卫生教育等分项支出数额较少，总占比不超过医疗卫生支出的一成，增加也较平缓，这与我国初步建立的疾病预防控制体系尚不够完善有关。反观政府在协助人民群众救治方面投入了大半的公共卫生财政资金，尽管这也是目前我国卫生体系中十分重要的一方面，但是从长远来看，仅依靠"医治"是不能提高我国公共卫生水平的，这就是所谓的"治标不治本"。此外，"非典"时间的暴发使得预防工作的重要性得以凸显，事前疫病预防相较于事后治疗具有更高的投入和产出效益，并且近年来医疗卫生资源供需矛盾进一步加剧，更需要加强疾病预防工作。近年来，"公立医院"和"医疗保障"项目支出之和占"医疗卫生"领域财政支出的比重虽然有小幅下降，但仍超过"半壁江山"，2017年该比例达的62.93%，投入到"公共卫生"领域的资金仅有13.05%，"中医药""食品和药品监督管理事务"等预防性工作的财政支出更是不足 10%。由此可见，我国卫生领域的财政资金存在功能结构失衡，预防性支出比例过小。这可能一方面是由于对预防性支出的重视不足和缺乏预防性支出的标准造成的，另一方面因为预防性支出在无暴发性疫情的情况下，带来的收益效果不显著，在绩效考核的背景下，就会导致预防性支出预算比例低。

第二，就公共卫生支出的政府层级结构而言，我国政府间公共卫生支出责任过度下沉，央地承担的支出责任存在较大差异，省级以下政府中下级基层政府支出责任较大。从第四节支出责任现状的分析中得出，包括中央对地方的公共卫生转移支付在内，中央与地方公共卫生支出比约为2.8：7.2，地方政府承担公共卫生支出责任的 72% 的财政支出。选取的东中西三个代表省份数据表明，省本级政府承担的支出比例相对较小，层级越低，承担的支出责任越多，特别是县级政府承担了超过 70% 的公共卫生支出。我国目前这样的公共卫生支出的政府层级结构，一方面，会对地方财力造成巨大压力，不利于地方卫生事业的发展；另一方面，由于各地经济发展状况的不同，造成各地政府可用于公共卫生支出的差异大，卫生资源分布不均，不利于形成公平的医疗卫生机制。造成这种支出责任下沉局面的原因是政府间的责任划分不清晰，存在交叉模糊领域，这在一定程度上给了上级政府将其本级支出责任推脱给下级政府的可乘之机。单从地方政府来讲，省级政府推脱到市县级政府，市级政府又让渡到县级，层层转嫁，最后导致政府层级低的基层政府承担的支出责任较多。这样的模式给地方造成了巨大的财力压力，特别是给市、县级政府，不利于地方经济发展。

六、转移支付力度不足，专项转移支付项目过多

中央政府通过转移支付承担中央委托地方事权和央地共同事权的支

出责任。从目前情况来看，转移支付规模较低，说明地方政府并没有获得中央政府充分的转移支付补助，导致地方财力不足，进而影响地方公共卫生服务的供给。同时地方政府承担了过多的、甚至超出自身财力的支出责任，影响卫生服务公平性和基本公共卫生服务均等化。目前，我国中央政府向地方政府提供的转移支付主要是通过税收返还、专项补助和一般性转移支付这三种形式。其中专项转移支付项目点多面广，项目几乎覆盖公共卫生每个领域，项目设置及资金安排难免会出现一定的交叉情况，有限的资金投向零星分散，重点不突出，存在"撒胡椒粉"现象，资金使用上不可避免地出现浪费和低效益，没有达到应有的规模效果。项目繁多，增加基础数据搜集整理等工作量，加大了转移支付资金分配与结算的复杂程度，不利于转移支付资金使用效率的提高。五级政府构架导致转移支付链条过长，资金到位及时性、资金的管理效率和使用效率也容易受到影响。一般来讲，地方政府在提供公共品上比中央政府具备更高的效率，此外相对于中央政府而言，地方政府直接面对人民群众，与广大人民群众接触更密切，这种天然优势使得地方政府更能直接直观地感知人民群众需求的变化，可是，转移支付的不到位造成地方财政困难，给公共卫生产品及服务的提供形成阻力，这一定程度上阻碍了我国公共卫生事业的发展。

七、政府间支出责任与财力不匹配

"支出责任"作为"事权"与"财力"两者之间的桥梁，政府间"事权"与"支出责任"的不一致一定程度上造成了目前"支出责任"与"财力"不匹配的现象。换句话说就是，一些本应在中央政府事权范围之内的事务的支出责任，中央政府将其让渡给地方政府去完成，并且没有给予地方政府充分的转移支付补助，从而导致地方政府财力不足。

图 5-2 和图 5-3 直观地展示了 2008 年至 2016 年间我国中央与地方政

府财政收支情况。可以看出，从财政收入水平看，中央政府与地方政府收入水平各占据半壁江山，虽然从 2008 年以来中央财政收入占比基本逐年下降，但占比还是接近 50%，与地方政府收入基本保持持平。就财政支出水平而言，地方财政支出远高于中央政府，并且近年还有所上升。2011 年我国地方本级财政收入 52547.11 亿元，占全国财政收入总额的 50.59%，这是自 1999 年以来，地方本级财政收入占全国财政收入的比例首次超过 50%；但当年地方本级财政支出占全国财政支出总额的比重高达 84.88%，大幅高于地方财政收入占比（50.59%），此后的几年，地方财政收入占比增加的同时，地方财政支出的占比也在同时增加。2015 年开始，地方财政支出的占比略有下降，但依旧远超同年地方财政收入的占比，这表明，中央政府与地方政府收支存在显著差异。也就是说，在中央政府和地方政府财政收入基本持平的情况下，地方政府承担的支出责任远远超过了其拥有的财力，两者出现了不匹配现象。这种支出责任与财力不匹配现象在省级以下政府同样存在。王宙翔（2016）[①]在《政府支出责任与财力保障匹配度的研究》中，运用计量方法测度了我国中央、省、县三级政府支出责任与财力保障的匹配度，结果表明我国中央、省、县三级政府的支出责任与财力保障不匹配，中央政府的财力配置超过支出责任，而地方政府尤其是县级政府的财力严重不足。所以说，在我国政府间支出责任与财力不匹配现象普遍存在，而且层级越低，不匹配的情况就越是严重。近年来公共卫生支出占财政支出比重持续增长，2017 年为 7.07%，从全国公共财政支出各项领域占比数据来看，公共卫生支出占比仅次于基建相关领域、教育及社保方向的支出，是重点公共服务支出之一。公共卫生支出责任主要由地方基层政府承担，可知底层政府在公共卫生领域中也存在着支出责任与财力机制。

---

① 王宙翔.政府支出责任与财力保障匹配度的研究［D］.内蒙古财经大学，2016.

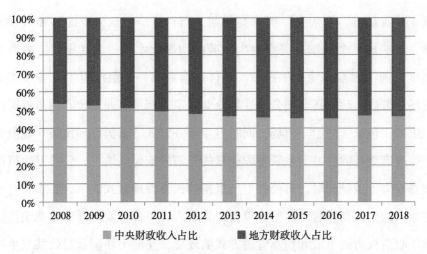

图 5-2 2008~2018 年中央与地方财政收入占比

资料来源：根据《中国统计年鉴（2019）》数据整理而得

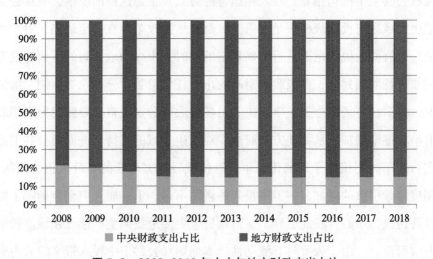

图 5-3 2008~2018 年中央与地方财政支出占比

资料来源：根据《中国统计年鉴（2019）》数据整理而得

第二节 原因分析

现阶段，我国公共卫生支出规模不足、结构失衡等问题突出，不但引

117

发了"看病难、看病贵"等现实问题，而且进一步加大了地区和城乡差异，影响居民个人享有医疗卫生服务的均等化水平。究其原因，主要是制度层面的因素多重叠加所致。具体而言：第一，医疗卫生事业改革的市场化取向，政府逐渐把公益性事业变成了营利性事业，政府逐步将医疗卫生的"包袱"甩给了市场，同时卫生服务方式"重医疗轻预防"现象突出，政府委托的公共卫生管理职能只能是消极应付。第二，公共卫生机构收费权力下放，同时，对公共卫生机构的预算管理方式改革，要求对有一定收入的全额预算管理的事业单位，其收入的一部分要抵顶事业费预算拨款。收费权力的下放和预算管理方式的改变，实际上使国家对公共卫生机构的财政补助，由原来的全额预算拨款方式变成了财政预算内资金补助和授权公共卫生机构预算外收入相结合的方式。正是这样的改革，导致公共卫生领域政府投入规模不足。第三，财税体制改革存在一定缺陷，对"央地"政府间的税收范围进行明确界定的同时，中央和地方间的事权却没有同步进行明确划分，各级政府财政支出责任仍沿袭"分灶吃饭体制"的情况，依旧是各级医疗卫生事业统一由各级政府分别负责，导致我国底层政府事权逐渐增加，从而地方政府减少对卫生领域的支持，进而对公共卫生实行改革时更偏向于市场化改革，以便减轻地方政府的财政负担。第四，制度背景引致的增加公共卫生投入的激励不足。十一届三中全会确定了以经济建设为中心，在此引导下，财政资金更多地投向生产建设领域。就地方政府而言，由于人群具有流动性，本地增加公共卫生投入带来的人力资本提升等效益会随着人员的流动转移到另一区域，而人口流入方并不需要为此向流出地支付一定的费用，由此减弱了地方政府增加公共卫生投入的动机。此外，公共卫生服务投入和健康结果改善之间存在一个滞后期，而地方官员的任期是有期限的，这样一来，一个可能的大概率事件是在地方官员任满卸任时，政府卫生投入所产生的效果还没有显现。因此，政府卫生投入产生健康结果的长期性与官员任期有限之间的矛盾，必然导致地方官员不愿过多投入医疗卫生领域，从而制约了地方的政府卫生投入积极性和可持续性。

此外，城乡医疗卫生水平差距大的另一重要原因是农村地区生活水平低、吸引力差，难以吸引人才更难留住人才，其公共卫生体系也极为薄弱。比如江西省九江市永修县吴城镇荷溪村唯一的一名村医，是已经年过七旬的医生叶元庆，新冠疫情期间，荷溪村 606 名村民的健康和公共卫生问题就落在了他一人的身上[①]。这种情况在我国并不少见，乡村医护人员稀少，且多为年事高的老年医护人员，导致了虽然政府事权有所下沉，但客观条件却不利于具体公共卫生事权的落实。因此，进一步完善医疗卫生体制，注重基层医护人才制度建设，亦是公共卫生事权划分与落实的基础。

[①] 参见新闻 "71 岁乡村老医生的孤岛战疫记"：https://k.sina.com.cn/article_6178821828_v1704956c40 1900qmd5.html？ from=health.

第六章 国际经验与我国香港、台湾地区经验借鉴

由于各国财政体制不尽相同，公共卫生支出的方式也有所差别。联邦制国家与单一制主要是政治学和宪法学角度的国家结构形式，但这两种不同的国家结构形式对各级政府在财政、税收和事权的划分等方面有一定程度的影响。本书就分别选取部分单一制国家和联邦制国家，对国外公共卫生事权与支出责任划分方面的已有经验进行研究和借鉴。最后，本书还就我国香港和台湾地区公共卫生体系和事权与支出责任划分方面的相关情况进行简单的说明，以提供更加适应于我国的相关经验和参考。

第一节 国际与我国港台公共卫生事权与支出责任划分现状

一、单一制国家

世界上大部分国家采用的都是单一制的国家结构形式，即地方政府没有独立的主权，其权力由国家宪法授予来源于中央。我国也是单一制国家，中央政府与地方政府的权力范围由宪法规定，地方政府仅能在不与宪法相抵触的情况下制定部分地方性法规。下面我们就以单一制国家为参考，介绍其公共卫生事权与支出责任的划分状况。

（1）英国公共卫生事权与支出责任划分

英国是由英格兰、威尔士、苏格兰和北爱尔兰四个地理区域组成的欧美经济发达的单一制分权型国家，中央政府在法律层面上具有国家的最高权力和一级立法权，而地方政府仍保留了广泛的独立性，部分地方政府也拥有有限的一级立法权。但总体上来说，地方政府的权力来源于中央政府的授予，实行中央－地方－郡－区－镇政府的结构。虽然没有统一的宪法，但英国政府间的事权的划分主要以英国议会颁布的相关法律为基础，对中央和地方政府各自的职责范围进行了明确的规定。事权大小决定收支范围，明确的事权划分奠定了支出责任清晰明了的基础。英国实行严格的分税制，除了营业税中央与地方共享外，其余的预算收入按税种划分，同时，完善的转移支付制度保障着各级政府职能的妥善履行。

根据相关的法律法规，英国中央政府主要负责国防、外交、司法、初等教育、国民健康和医疗等全国性事务，地方政府则主要承担地方治安、消防、地方规划和个人看护及护理等事权[①]。由此可见，英国的中央政府承担了公共卫生支出的大部分责任，地方政府则在具体的个人看护及护理方面具有更重要的作用。

根据 OECD 官方网站的数据统计和英国政府官方网站上的公开数据，我们统计了英国近十年来的公共卫生支出结构的具体情况如下：

表 6-1　英国卫生支出结构现状　　　　　　　　　　单位：美元

年份	卫生支出总额	公共卫生支出额	个人卫生支出额	公共卫生支出占卫生总支出的比重
2007	2620	2140	480	81.7%
2008	2780	2310	480	83.1%
2009	2950	2460	490	83.4%
2010	3040	2530	520	83.2%
2011	3080	2550	540	82.8%
2012	3140	2600	540	82.8%
2013	3840	3060	780	79.7%
2014	3960	3150	810	79.5%
2015	4070	3240	830	79.6%
2016	4160	3310	850	79.6%
2017	4250	3340	900	78.6%

---

① https://www.gov.uk/understand-how-your-council-works

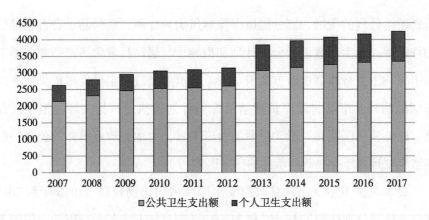

图 6-1 英国卫生支出结构现状

由图表可知，英国的公共卫生支出占卫生总支出的比重基本在 80% 左右，这种相对较高的比例主要源自于英国实施的国民保健服务（National Health Service，简称 NHS），即一种全民免费的公立医疗服务体系，诊疗费、住院费以及医护人员费用和医学研究等相关的医疗费用都由政府（主要是中央政府）承担，个人只需承担药费，且低收入人群和弱势群体在药费方面还能享受相应的优惠。这项制度在 20 世纪大幅提升了英国医学科学的进步，使人民的总体健康状况得到了有效的改善。然而免费的医疗服务影响了患者就诊的效率，加之公费医疗带来的财政负担，英国政府对 NHS 医疗服务体系进行了改革，增加了快速就诊中心和 24 医疗服务热线，并适当发展私营医疗服务作为补充，但 NHS 在英国医疗服务体系中的核心地位没有改变。英国的公共卫生支出中，97% 都是来自中央政府的支出，地方政府仅负担了不到 3% 的公共卫生支出①。

（2）日本公共卫生事权与支出责任划分

日本是实行中央－都道府县－市町村三级政府层级的单一制国家，各级政府公共卫生事权与支出责任的划分由《地方自治法》规定，中央政府主要负责各类医护人员的考试和执照发放的行政管理，环境标准的设定，

① 英国财政部《公共支出统计分析（2015）》报告计算所得.

公害防治计划的批准，部分健康保险麻风病养疗所、医药品、有毒物品等的许可并对卫生行政进行全面计划和指导。与居民日常生活密切相关的卫生事务和卫生行政都由地方政府负责。都道府县政府主要负责传染病和结核病的防疫，市町村政府负责国民保险计划的执行，相关环境卫生的保持。此外，从医院和一般诊疗所的角度来看，由地方政府承办的公立医院的数量要远多于中央政府承办的国立医院。

日本公共卫生支出在其政府支出中所占的比例较高，2016 年和 2015 年这个比例分别达到了 19.4% 和 21.1%[1]。其次，日本的医疗保险全民覆盖率在 2010 年就达到了 99%[2]，对国民健康的高投资，提升了日本国民的总体健康状况，延长了日本人的平均寿命，使得日本人的健康寿命达到了世界最长[3]。日本卫生领域的支出现状如下：

表 6-2　日本卫生支出结构现状　　　　　单位：美元

年份	卫生支出总额	公共卫生支出额	个人卫生支出额	公共卫生支出占卫生总支出的比重
2007	2722	2211	510	81.2%
2008	2853	2316	537	81.2%
2009	3007	2444	563	81.3%
2010	3205	2626	579	81.9%
2011	3798	3181	618	83.8%
2012	4014	3369	645	83.9%
2013	4207	3545	662	84.3%
2014	4245	3571	674	84.1%
2015	4428	3724	705	84.1%
2016	4585	3863	722	84.3%
2017	4717	3970	747	84.2%

资料来源：根据 OECD 官方网站的数据统计所得

---

[1]　根据 OECD 官方网站数据统计所得 https://data.oecd.org/gga/general-government-spending.htm#indicator-chart.

[2]　世界银行统计数据 https://data.worldbank.org.cn/.

[3]　《世界卫生统计（2015）》.

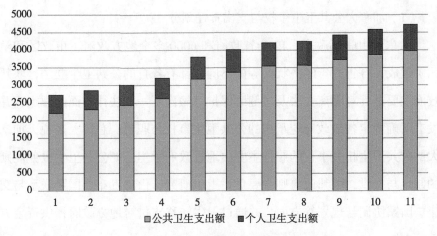

图6-2　日本卫生支出结构现状

日本政府的公共卫生支出在卫生总支出中所占的比重较稳定，但近年来也有所提高。主要是由于在人口老龄化加剧的背景下，高龄者医疗费用的自负比例较低，就诊率却偏高，给公共卫生支出带来了较大的压力，加之持续20余年的经济低迷，导致日本政府的财政不堪重负。为了缓解高额的公共卫生支出，日本政府从提升医疗费用个人负担比例、规范诊疗报酬体系、增加消费税扩大医保资金来源和加强国民保健等多方面进行了改革，一定程度上缓解了国家财政的负担。

二、联邦制国家

联邦制国家，即由两个以上具有独立管辖范围的政治实体结合而成的邦联结构国家，联邦政府和各地方政府都享有立法权，地方实行高度的区域自治。现有的联邦制国家数量虽然不多，但其在世界上占据的土地、人口及经济总量不容忽视，其中不乏美国等经济发达、财政体制完善的国家。因此，本书选取部分联邦制国家，就其公共卫生事权与支出责任划分相关的经验进行研究。

（1）加拿大公共卫生事权与支出责任划分

加拿大由联邦政府、12 个省政府和 6000 多个地方政府（市政区和学区）组成，各省由于经济状况等的不同，都有各自的公共卫生立法，联邦政府主要是针对隔离立法及对健康保护等做出了一些法律方面的规定，并没有明确规定各级政府应承担的公共卫生事权与职责。总体上来说，加拿大的公共卫生相关事权的履行主要由地方政府承担，如公共卫生服务规则的制定与提供，联邦政府则主要负责卫生研究、信息发布、国际联系与交流、国家协调与规划等方面，并通过卫生转移支付对地方政府提供资金方面的支持。

表 6-3　加拿大卫生支出结构现状　　　　单位：美元

年份	卫生支出总额	公共卫生支出额	个人卫生支出额	公共卫生支出占卫生总支出的比重
2007	3667	2556	1111	69.7%
2008	3812	2661	1151	64.8%
2009	4102	2880	1221	70.2%
2010	4225	2956	1269	69.9%
2011	4252	3003	1250	70.6%
2012	4316	3044	1272	70.5%
2013	4469	3149	1320	70.5%
2014	4538	3194	1344	70.4%
2015	4633	3267	1366	70.5%
2016	4722	3319	1403	70.3%
2017	4826	3382	1444	70.1%

资料来源：根据 OECD 官方网站的数据统计所得

根据图表可知，加拿大的卫生支出和公共卫生支出均呈上涨趋势，公共卫生支出占卫生总支出的比重基本稳定。加拿大的公共卫生支出费用主要来自于省政府的投入（1975 年以来省政府的公共卫生投入基本保持在公共卫生投入的 90% 以上，这部分资金包括联邦政府对省政府的卫生转移支付）、联邦政府的直接公共卫生投入和市政府及社会保障基金。

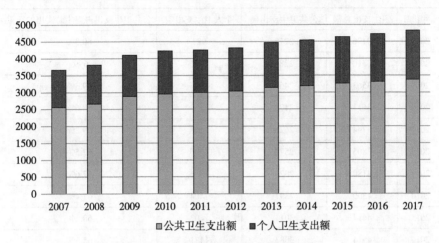

图 6-3　加拿大卫生支出结构现状

（2）澳大利亚公共卫生事权与支出责任划分

澳大利亚与加拿大都属于英联邦国家，由联邦 – 州领地 – 地方政府（市郡）三级政府组成，其在政治体制和财政体系等方面有诸多的相似之处。政府在澳大利亚公共卫生领域处于核心地位，引导基本的公共卫生服务。宪法基本界定了联邦政府和州政府间的职责，并在实践中通过其他法律法规形成了现有的各级政府间事权划分格局。公共卫生方面，澳大利亚由州和领地政府提供大多数的公共卫生服务，如制定公共卫生计划，公立医院服务，社区保健，传染病的管控、调查和计划免疫，慢性疾病的防治。联邦政府负责全国性公共卫生政策的制定，生物安全和检疫，个人医疗保险补贴，并对州政府的公共卫生活动提供拨款支持。地方政府则负责监督公共卫生、食品及饮水安全等基础性公共卫生工作。联邦政府和州政府间签订有公共卫生产出资助协议，该协议以健康产出为导向，用来保证联邦政府对各州政府拨付资金的有效性和公平性。

表6-4　澳大利亚卫生支出结构现状　　　　　　　单位：美元

年份	卫生支出总额	公共卫生支出额	个人卫生支出额	公共卫生支出占卫生总支出的比重
2007	3196	2215	981	69.3%
2008	3310	2284	1026	69%
2009	3563	2469	1094	69.3%
2010	3611	2478	1133	68.6%
2011	3794	2626	1168	69.2%
2012	3805	2570	1235	67.5%
2013	4180	2824	1356	67.6%
2014	4300	2897	1404	67.4%
2015	4414	3011	1403	68.2%
2016	4514	3083	1431	68.3%
2017	4543	3110	1434	68.5%

资料来源：根据 OECD 官方网站的数据统计所得

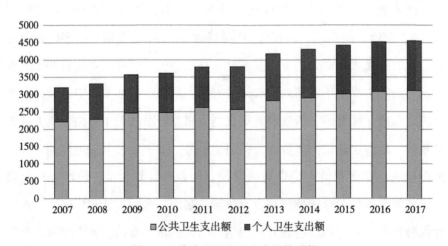

图6-4　澳大利亚卫生支出结构现状

　　澳大利亚的《宪法》赋予了联邦政府完整的税收收入获得权、使用权和支配权，州政府虽有较大的财权但其收入的约50%仍是来源于联邦政府的转移支付。澳大利亚各级政府间合作程度高，财政和职责分明，联邦政府收取了主要的税金后，会通过一般转移支付和有条件的专项拨款分配给各州政府。澳大利亚的公共卫生支出中联邦政府的支出比例达到了 61.6%，州政府占了约 37.8%，地方政府约为 0.6%①。

（3）美国公共卫生事权与支出责任划分

美国是经济发达的联邦制国家，由联邦 - 州 - 地方三级政府组成，地方政府主要是指郡、市和镇政府，联邦宪法对政府间事权的划分做了明确的规定。联邦政府主要承担公共卫生服务融资、监管与政策的制定，卫生和医疗保健服务信息的收集与发布，公共卫生能力建设和管理一些公共卫生服务；州政府负责提供社区公共卫生综合性服务、精神病监管服务、特殊人群的健康保险、资格证书的颁发及传染病控制和报告等服务；地方政府负责的事项则更加细致，包括个人卫生保健服务、区域安全健康环境的供给、社区诊疗和传染病预防等。具体事权划分内容整理如下：

表 6-5　美国公共卫生事权划分现状

承担事权的政府层级	事权内容	
联邦政府	全国性公共卫生服务融资、监管与政策的制定；制定卫生相关的准入标准；公共卫生体系中健康危害的监测与评估；卫生和医疗保健服务信息的收集与发布；构建各级政府公共卫生服务体系；保障医疗保险服务的供给	
州政府	制定社区卫生政策；制定环境质量标准；供给特殊卫生服务（如慢性精神病的治疗）；人群健康状况监测；免疫接种；卫生统计；卫生专业人员执照发放及管理；部分公共机构职员健康保险费的给付	环境卫生的监控；传染病防治；健康教育宣传
地方政府	社区诊断；卫生健康系统评估；个人卫生保健服务；病原学鉴定	

资料来源：根据资料自行整理所得

美国各级政府都享有税收的立法权，收缴的税款各自入库，税收收入的高低与当地的社会经济发展程度关系密切（Malkin and Wilson，2013）。美国公共卫生事权的划分遵循受益原则和效率原则，相应的支出责任由本级政府承担，联邦政府会以专项拨款和分类拨款的方式，对地方政府的财

① 郭向军，宋立.澳大利亚政府事权财权划分的经验及启示［J］.宏观经济管理，2006（6）：72-74.

力不足以承担某事项时进行补助。

表 6-6　美国卫生支出结构现状　　　　　　　单位：美元

年份	卫生支出总额	公共卫生支出额	个人卫生支出额	公共卫生支出占卫生总支出的比重
2007	7160	3308.2	3852.1	46.2%
2008	7403	3495.6	3907.1	47.2%
2009	7681	3697.2	3984.2	48.1%
2010	7940	3841.2	4098.6	48.4%
2011	8150	3941.4	4208.5	48.4%
2012	8421	4071	4349.7	48.3%
2013	8620	4207.1	4412.6	48.4%
2014	9028	7345.9	1681.9	81.4%
2015	9491	7778.1	1713.3	81.9%
2016	9832	8047.3	1785	81.8%
2017	10209	—	—	—

资料来源：根据 OECD 官方网站的数据统计所得

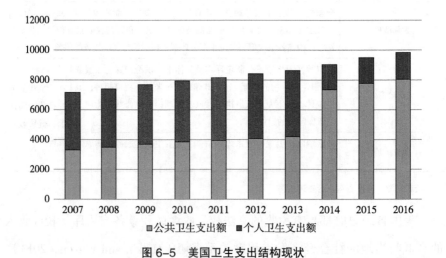

图 6-5　美国卫生支出结构现状

通过图表可以看出，美国政府的公共卫生支出在近年来有所上升，并且公共卫生支出占政府总支出的比例也由 2009 年的 20.3% 上升到 2016 年的 24.4%[①]，公共卫生支出占政府支出的比重位列世界前茅。

三、我国香港和台湾地区

香港和台湾地区作为我国两个特殊的行政区域，其医疗卫生水平较为先进，提供的公共卫生服务较全面，对我国省级以下地方政府公共卫生事权与支出责任的划分有一定的参考价值。下面我们就对这两个地区的公共卫生体系建设、事权和支出责任划分经验进行介绍。

（1）香港

2017 年，香港医疗卫生总支出占其本地生产总值的 6.2%，其基本医疗体制为双重制，即公立、私立医疗机构并存发展，其中公立医疗机构由香港医院管理局统一管理。香港医疗系统的管理组织主要由香港卫生福利及食物局、香港医院管理局、香港卫生署和香港中医药管理局四个部分组成，四个机构各司其职，共同对香港医疗卫生体系进行管理和监督，具体职能如下图所示。

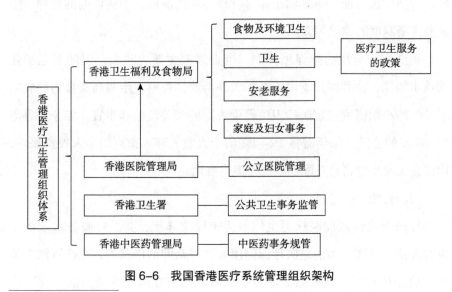

图 6-6　我国香港医疗系统管理组织架构

---

① 根据 OECD 官方网站数据统计所得 https://data.oecd.org/gga/general-government-spending.htm#indicator-chart

香港卫生福利及食物局的主要职责有四个方面（如图 6-6 所示的食物与环境卫生、卫生、安老服务和家庭及妇女事务），有关公共卫生的是其中的卫生领域，其在这方面的主要职责是制定医护服务的政策，并监督政策的落实与推广，合理分配医疗资源，为市民提供全面的终身医护服务，平等地保障每位公民不因缺乏资金而失去享有医疗服务的权力。

香港医院管理局为非政府部门，但是法定的公营机构，管理香港所有公立医院，其成立奠定了香港医疗"公立为主、私立为辅"的二元医疗服务结构。香港医院管理局的成员由政府任命，可以包括企业家、立法议员、专业人士、社区和职员代表等。香港医院管理局有助于公立医院管理体系的统一和强化、医疗资源使用效率的提高，是一项重要的策略。

香港卫生署是香港公共卫生事务的监管机构，执行健康护理政策，是香港特区政府的卫生顾问。其在推行促进健康、预防疾病的政策实施中，加强医疗及康复等服务的推广，以保障市民的健康。

香港中医药管理委员会是负责制定与执行各项与中医药相关的规管措施，包括中医注册、考试和纪律等管理办法的制度、中药业商的发牌、中成药注册制度的建设等方面。

香港实行全民医疗保障计划，资金来源主要为税收。但随着老龄化的逐步加深，公共医疗支出不断扩大，因此，香港卫生福利及食物局成立了专门的小组研究制定医疗卫生筹资方面的相关政策和事宜。如今，香港40–64 岁的公民，每年需将 1%–2% 的个人收入存入指定的个人投资账户，用以在未来支付自己及配偶的医疗卫生费用。

（2）台湾

我国台湾地区的医疗卫生体系为市场主导型，其医疗服务系统由中央行政统一管理，为的是医疗保健服务在群众间的广覆盖，医疗资源在地区间的均衡和医疗保健服务质量的保障。政府在医疗系统内的主要职责是：（1）规划台湾医疗资源分布区域；（2）为医疗保健人员提供各项培训；

（3）筹集中央保险计划经费，即由政府承担的全民健保计划部分经费。

台湾自 1995 年起开始实施全民健保计划，并逐步将台湾民众全部纳入保险计划保障范围。该计划是为了减轻民众就医方面的财务负担，在民众患病、受伤或生育时，为全民提供完善的医疗服务。这个计划由台湾卫生署下辖的公营机构中央健康保险局负责管理，保险费来源由受保人、雇主和政府三方，按月缴纳。其中来源于政府的保险费由一般税收筹集。

台湾的医疗机构是为民众提供各式医疗服务的主体，包括中医药保健和预防等方面的基础防疫服务。为了提高医疗机构的运营效率，政府鼓励民营医疗机构的发展，台湾的公立医院数量远远少于非公立医院。20 世纪 90 年代开始出现的"公立民营"的方式，在改进医疗服务质量、更新医疗设备设施、优化病患就医程序等方面，产生了较大的影响。所谓"公立民营"主要有两种模式，一是以委托管理的方式，将政府兴建的公立医院交由他人进行管理；二是由私人投资设立医院经营数年后，政府以转租或回租的方式将医院租回。政府以向公立医疗机构拨款的方式承担公共卫生服务的社会责任。台湾医疗卫生服务的相关融资安排示意图如下。

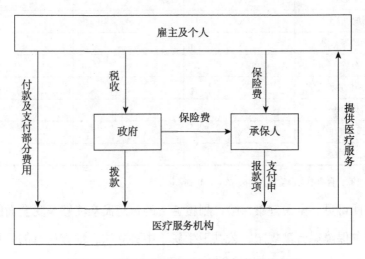

图 6-7　我国台湾医疗卫生服务相关融资安排

台湾全民保险计划有详细的相关法律规定，其涵盖了全部的医疗服务范围，真正做到了为全民提供均衡的医疗卫生服务。具体的医疗服务范围如表所示。

表 6-7　我国台湾保险计划所承担的医疗卫生服务范围

	全民健康保险计划	劳工保险计划	公务人员保险计划及农民保险计划
住院	√	√	√
门诊	√	√	√
急诊	√	√	√
牙科诊疗	√	√	√
中医	√		
药事诊疗	√		
居家照护	√	√	
精神科治疗	√		
先天性畸形矫形手术	√	√	
腹腔镜检查	√	√	
胆囊切除术	√	√	
伽马刀	√	√	
物理治疗	√		
磁力共振影像	√	√	
分娩	√	√	
子宫颈抹片检查	√	√	
身体检查	√	√	
产前及产后护理	√	√	
幼儿身体检查	√		

资料来源：台湾中央保险局，http://www.nhi.gov.tw/

由此可见，全民健康保险计划覆盖下的台湾民众能够享受全面的医疗卫生服务保障。台湾规定，公共卫生属于中央立法，地方执行的事权，权力下放有利于地方政府根据地方实际情况，更加高效地为民众提供所需的公共卫生服务。

第二节　国际公共卫生事权与支出责任的
划分对我国的经验启示

从英、美等国公共卫生事权与支出责任的划分经验中可以看出，各级政府间的事权通过明确的法律进行了规定，并通过税收以及转移支付政策等措施保障了政府公共卫生事权的履行。各国的实践对完善我国公共卫生事权与支出责任的划分具有一定的经验启示，总结如下。

一、立法明确划分各级政府职责

英国、日本、澳大利亚和美国都通过法律对公共卫生事权与支出责任的划分进行了规定，划清了政府间职能的边界，使得各级政府在履行事权与执行行政职责的时候有据可循。加拿大虽没有统一立法对各级政府的公共卫生事权进行划分，但各州政府可以根据本地实际情况进行立法，对州政府和地方政府间公共卫生事权的管辖范围进行规定，避免了政府间职能的交叉重合。

二、专项转移支付确保资金来源

无论是单一制还是联邦制国家，地方政府都承担了较多的公共卫生事权，而财力多集中于中央政府，地方政府财政收支缺口较大，财政纵向不均衡的状况比较明显。其次，由于各地方人口组成、经济发展和卫生支出等情况有所差别，财政横向不均衡的状况也影响了公共卫生服务的均等化。因此，英国、加拿大、澳大利亚和美国除了对地方政府的一般转移支付外，都制定有相应的专项转移支付制度，弥补地方政府公共卫生方面的财政收支缺口，保障各级政府公共卫生事权的履行。

三、采用分类拨款的方式弥补地方财政缺口

20 世纪 60 年代，美国开始进行转移支付制度的改革，对繁杂的专项拨款进行合并，将属于同一大类的专项拨款归为一个大宗的分类拨款，如疾病预防和健康服务、药物滥用预防和治疗、社区精神卫生服务、孕产妇和儿童健康服务分类拨款等。将专项拨款划归为大宗的分类拨款，既可以指定资金的使用方向，又不对资金的具体用途加以限制，在给予地方政府提供公共卫生服务充足的资金支持的同时，还能够调动其处理公共卫生服务项目的主动性和灵活性。

四、制定政府公共卫生服务供给考核制度

澳大利亚联邦政府与州／领地政府签订的公共卫生产出资助协议，根据不同地方公共卫生支出能力、社会经济状况、标准死亡率比值和原著民指数分配资助资金，保障了资金分配的公平性。其次，联邦政府根据相关指标对地方政府在公共卫生领域重点项目的健康产出效率进行评估后，再发放下一轮资助资金，落实了资金的使用成效。

五、采用灵活的公共卫生事权划分方式

日本都道府县和市町村之间的公共卫生事权划分并不是一成不变的。依照条例，都道府县可以向市町村转让一部分事务，根据地区实际情况和事务的性质，市町村的职能也有可能扩大。而一些由市町村处理事务也有可能交由都道府县来处理。灵活的事权划分方式，方便了不同区域的政府可以根据本区域社会状况的不同，合理调节事权范围大小，提高了各级政府间合作的有效性。

第七章　公共卫生事权与支出责任划分的原则与政策建议

第一节　公共卫生事权与支出责任划分的原则

要合理地划分政府间公共卫生事权与支出责任，就必须遵守一定的原则。由于各国政治体制、财政体制和社会发展程度等的不同，在具体划分公共卫生事权与支出责任时遵从了不同的原则，主要有受益原则、效率原则、激励相容原则、事权与财力相匹配的原则等。下面就对各国划分公共卫生事权与支出责任时采用的原则和原因作简单的介绍和分析。

一、受益原则

受益原则是决定事权如何在各级政府间划分的一项原则，即根据事权涉及的受益对象范围大小，来确定事权所属的政府层级。为了提高行政效率，更好的履行政府职能，受益范围较大涉及整个国家的事权划归中央管理，受益范围较小仅是地区局部受益的属于地方政府负责。在充分考虑公共卫生服务外部性的基础上运用受益原则，合理地界定政府公共卫生事权范围的大小，使公共卫生服务的供给有的放矢又面面俱到。美国、加拿大、澳大利亚和英国等国家在划分公共卫生事权与支出责任时都运用到了此原则。

二、效率原则

效率原则是为了保证财政支出的有效性，由事权供给效率最高、供给成本最低的一级承担相应的事权和支出责任的一种事权与支出责任划分原则。如管理与控制暴发的全国性传染病的事权，就应交由中央政府处理，指挥协调各地方政府的行动；而食品安全防疫等与地方社会发展状况密切相关的事权，则由地方供给更加高效。美国、澳大利亚和日本都运用了此原则对公共卫生事权与支出责任进行划分。

三、职能下放原则

职能下放原则是为了发挥地方政府的主观能动性，除非是必须由高一级政府来决策的事权，否则尽可能由基层政府负责相关事权的原则。职能下放原则将一些微观的事权下放给地方政府执行，使中央政府将更多精力用于宏观事务的管理，有利于在集中的区域内化外部效应，形成范围经济和规模经济。由于公共卫生领域更多涉及较多的微观事权，因此，加拿大和日本在划分公共卫生事权与支出责任的时候将此原则考虑进去了。

四、事权与财力匹配原则

事权与财力匹配原则就是一级政府拥有的财力要能够负担得起其承担的事权，承担的事权不应大于其拥有的财力，也不应有小于事权的财力。健全事权与财力相匹配的体制也是深化我国公共财政体制改革的关键环节。

五、法律规范原则

以法律文件的形式对政府间公共卫生事权与支出责任加以确定是理清政府职能边界、明确各级政府责任的重要基础。事权与支出责任的划分要由法律加以约束，要通过法律程序进行划分和调整，使各级政府间公共卫生事权与支出责任规范化、科学化。大多数国家都通过宪法及其他法律对政府事权与支出进行划分，白景明等人（2015）也提出要通过修改宪法和其他法律，制定政府分权关系法律和财政管理体制关系法律，从而促进我国事权与支出责任划分的法制化进程。

六、信息处理复杂性原则

信息不对称是造成市场失灵的重要原因之一，政府提供公共服务的前提也是有效处理各方面的信息。相比于中央政府，地方政府更加熟悉基层事务，对当地经济和社会发展状况的了解程度更高，掌握的当地信息更多。因此，信息处理复杂性原则就是强调事权要求的信息越多，信息处理越复杂，越可能造成信息不对称的事务，更适合由地方政府负责。

七、激励相容原则

激励相容原则是指在行为人追求个人利益的同时，正好与整体组织实现集体价值最大化的目标相吻合，这就是"激励相容"。事权与支出责任划分方面的激励相容，就是要建立能够使各级政府在履行事权的同时，实现本级和全国整体利益最大化的一种事权分配制度。

具体划分公共卫生事权与支出责任的时候，需要综合考虑以上各种划分原则，以保证事权与支出责任划分的合理性、公平性和效率性。

第二节　政策建议

政府就相当于一个庞大的管理系统，公共卫生事务的管理是其日常工作内容里非常重要的一部分。为了高效有序的管理公共卫生事务，就需要合理划分不同层级的政府间事权与支出责任。根据系统工程原理，要实现优良的系统分层设计，重要的是遵循三条基本原则：一是各子系统要有明确的界线，拥有独立约束机制，即要有各级政府间的公共卫生事权与支出责任的明确划分；二是能对子系统的性能和效果做出评价，也就是制定切实可行的绩效考核机制；三是根据子系统的行为进行有效的调节。此外，结合以上对公共卫生事权与支出责任划分的原则，确立政府在公共卫生领域的主导地位，合理划分政府间公共卫生事权，并形成与事权相匹配的支出责任。

一、通过立法规范公共卫生事权的划分

十八届四中全会提出，"推进各级政府事权规范化、法律化，完善不同层级政府特别是中央和地方政府事权法律制度。"立法先行，是明确中央和地方政府间事权与支出责任的划分在国家治理层面的要求。结合公共卫生事权与支出责任的划分原则，对现有的公共卫生事权划分改革提出建议，改革思路如表 7-1 所示。

表 7-1 中央与地方政府间公共卫生事权与支出责任划分思路

分类	公共卫生事权	支出责任
中央政府事权	制定公共卫生服务项目及服务规范；制定计划生育扶助标准；监督管理全国母婴保健工作；制定食品安全国家标准；制定食品添加物标准；制定保证药品质量的规章制度；制定不良药品反应报告制度；制定实施国家食品安全风险监测计划并公布风险评估结果；制定药品收费标准；审查新食材生产的食品；调查处理两省以上重大食品安全事故；进出口药品检验及进出口行政许可；甲类传染病的分类管理与公布；全国传染病的防治与监管；公布全国传染病疫情；向省政府通报全国传染病疫情、监测及预警信息；制定艾滋病预防、控制措施；制定传染病报告内容、程式、方式和时限；封锁大、中城市、交通干线和国境疫区及跨省疫区；规定甲类传染病交通卫生检疫办法；领导、指挥全国突发事件应急处理；制定新发现的突发传染病、不明原因的群体性疾病、重大食物和职业中毒事件的标准及控制措施；制定医疗保险征缴比例	中央政府承担主要支出责任
中央政府增加的事权	公布国家食品安全标准；批准甲类传染病相关菌种的采集、保管、运输	

续表

分类	公共卫生事权	支出责任
中央与地方各级政府共同事权	互相通报食用农产品安全风险监测信息；监测传染病的发生、流行及分布；参与并指导对暴发的疫情进行调查处理；制定传染病预防接种规划并组织实施；处理传染病防治重大事项；传染病病原学鉴定；紧急调拨人员、房屋和物资等资源；制定突发事件应急预案；组织开展防治突发事件相关科学研究；奖励和抚恤参加突发事件应急处理的人员；提供因突发事件致病、致残的人员的救治的资金保障；报告突发公共卫生事件；储备应急设施、设备、救治药品和医疗器械等物资；加强急救医疗服务网络的建设	中央承担主要支出责任，各级地方承担辅助责任
省级政府事权	制定婚前医学检查制度实施办法；制定婚前医学检查收费标准；指定的医疗保健机构负责本行政区域内的母婴保健监测和技术指导；遗传病诊断、产前诊断的人员的考核与证书颁发；婚前医学检查、遗传病诊断、产前诊断以及施行结扎手术和终止妊娠手术行为的行政许可；公布获批生产的保健品目录；制定食品安全风险监测方案；制定地方食品安全标准；主管"药品生产许可证"和"药品经营许可证"的行政许可；药品广告批准及监察；定期公布药品抽查结果；对有不良反应的药品采取紧急控制措施；乙丙类传染病的分类管理与公布；公布本行政区传染病疫情；封锁本行政区的疫区；指派专业机构对疫区进行采样、技术分析和检验；领导、指挥本行政区域内突发事件应急处理；制定用人单位缴纳的医疗保险费用于退休和从业人员个人账户的比例；确定定点医疗机构和药店；确定基本医疗保险药品目录；确定医疗服务设施范围和支付标准；确定低收入救助对象和因病致贫家庭重病患者认定标准	省级政府承担主要支出责任，上级补助
省级政府增加的事权	婚前医学检查、施行结扎手术和终止妊娠手术的人员以及从事家庭接生的人员的考核与证书颁发；公布地方食品安全标准；大型建设项目施工环境卫生调查；行政区域内传染病防治、采血和公共场所卫生工作的监督检查及不卫生行为和物品的纠正、销毁；向医疗机构通报传染病疫情、监测及预警信息；建设传染病医疗救治服务网络，设置传染病医院；制定个人参与传染病防治工作的相关制度；指定医疗救助定点机构，签订委托协议，明确双方责任	
省级以下地方政府共同事权	设立婚前医学检查技术鉴定组织；学校卫生服务监督；组建、加强对基层公共卫生服务人员的培训；制定食品安全事故应急预案；调查处理食品安全事故；行政区域食品安全监督管理；监督抽查考核食品安全管理员；召回隐患食品或责令不符合安全标准的食品停止经营；甲乙类传染病的隔离与交通卫生检疫；暴发时的控制传染病的传播；提供隔离期间人员的生活保障；储备传染病防治的相关药品、设备和物资等；人畜共患传染病防治工作；责令整改和处罚未按规定消毒公共场所和非法采血等行为；建设和改造公共卫生设施；落实艾滋病预防、控制措施；普及传染病防治知识；开展突发事件应急处理相关知识、技能的培训与演练；组织突发事件的调查、控制和医疗救治工作；建立和完善突发事件监测与预警系统	省级政府承担主要支出责任，地方政府承担辅助责任，中央提供适当补助

分类	公共卫生事权	支出责任
地方政府（市、县及乡镇政府）事权	健康教育；城乡居民健康档案规范化电子建档；指定适龄儿童常规疫苗接种单位；建立卫生计生监督协管工作制度和管理规定；报告非法行医和非法采供血信息；0~6岁儿童健康管理；65岁以上老年人管理；高血压患者、Ⅱ型糖尿病患者规范管理；严重精神障碍患者管理；肺结核患者健康管理与报告；配备卫生计生监督协管服务专（兼）职人员；饮用水卫生安全巡查；中医药健康管理服务；组织实施免疫、消毒、控制病媒生物的危害；负责本地区疫情和突发公共卫生事件监测、报告；开展流行病学调查和常见病原微生物检测；落实传染病预防控制规划和方案；传染病和突发公共卫生事件的报告；基层传染病的防治工作；传染病的调查、检验、采集样本、隔离治疗；协助收集和报告疫情信息、疏散人员、落实公共卫生措施；突发事件的医疗救护和现场救援；调查、控制传染病人与疑似传染病人；管理与监督医疗保险工作的进行；管理和监督医疗保险基金的使用；认定救助对象并落实救助政策	地方政府承担主要支出责任，上级补助
地方政府（市、县及乡镇政府）增加的事权	管理本行政区域内的母婴保健工作；定期不定期进行食品抽查；报告存在食品安全隐患的情况；核查食品生产经营许可；综合治理食品加工小作坊和摊贩；日常监管食药品生产、经营、质量等安全管理；监督指导农业投入品的安全使用；开展突发事件防范工作和应急知识教育；监督定点机构医疗救助质量	

　　相较于现有的公共卫生事权划分，该公共卫生事权与支出责任划分的思路精简了各级政府的共同事权，增加了中央政府、省级政府和地方政府分别承担的公共卫生事权内容。根据受益原则，将原本由中央及地方政府共同事权公布国家食品安全标准和批准甲类传染病相关菌种的采集、保管、运输划归为中央事权，因为这两项事权涉及范围较广，影响较大，甲类传染病相关菌种在采集、保管、运输中一旦泄露后果严重，且运输过程可能涉及跨省市的工作交接，由中央政府负责较为稳妥。省级政府增加的事权较多，一是因为相比于中央政府而言，省政府对本省区域内的社会发展和公共卫生状况更加了解，将部分事权下放至省级政府能够提高行政效率；二是部分以前属于省及以下地方政府的共同事权，明确划归为省级政府负责能够增强事权的执行力度。虽然将部分事权上移至省级政府，但各省可以根据不同地方实际的人口、经济状况，选择自己承担此项事权或交

由下级政府承担，这样有利于保证各地公共卫生服务供给的均衡。下放至地方政府的新增公共卫生事权主要是涉及公共卫生安全监督的具体事务性事权，由地方政府承担更加高效。

二、加强政府在公共卫生领域的主导地位

我国公共卫生领域财政支出结构不合理的问题亟待解决。根据《世界卫生统计（2017）》的报告，2014年全球平均政府公共卫生支出在政府总支出中占11.7%，其中美洲地区最高有13.6%，而我国仅有7.41%（2016年）。政府公共卫生支出占卫生支出总费用方面，英国、日本、加拿大和澳大利亚等国都在70%以上，而我国政府的公共卫生支出也仅有30.01%（2016年），个人和社会承担了大部分卫生支出的费用。

不同于其他领域，公共卫生是关乎国民人力资本健康的重要内容，政府在公共卫生服务的供给方面负有不可替代的职责。通过对我国医疗卫生体系的改革历程的分析可以看出，医疗卫生和公共卫生领域过度的市场化，会降低政府处理公共卫生事务的敏感度和行政能力，导致卫生防疫工作缺失和重大公共卫生事件暴发时应对的迟缓，不利于对国民身体健康的保护。因此，为了使我国公共卫生支出结构合理化，首先要加大政府对公共卫生的投入力度，明确政府在公共卫生领域的主导地位，转变我国医疗卫生体系市场化程度过高的现状。其次，在扩大公共卫生支出规模的同时，还需兼顾合理的支出结构。这就要求政府在保障医疗保险服务供给和公立医院扶持的同时，加强落实妇婴、儿童、老人等城乡居民基础公共卫生服务、食药品安全监督和突发性公共卫生事件处理以及卫生防疫方面的投入、教育和宣传等工作。

三、完善转移支付制度，建立财力与事权相匹配的划分方式

完善转移支付制度，一是要弥补政府间纵向财力不均衡的状况，建立财力与事权相匹配的划分方式；二是要发挥政策的引导作用，避免资金集中于公立医院的现状，切实发挥公共卫生预防和监督的作用。

分税制改革调节了我国中央和地方政府间的收入分配关系，加强了中央财政收入，使中央财政在宏观调控中处于主动地位，有利于维护国家的统一。但我国幅员辽阔，各地经济社会发展状况不一，地方政府承担了较多的公共事务，在分税制的体制下，地方政府的财力吃紧，财政缺口现象较为普遍。尽管近年来在几次调整中向地方政府下放了部分税收管理权限，中央与地方政府的税收收入差距逐渐缩小，并在 2015 年的时候基本持平（中央税收收入 62260.27 亿元，地方税收收入 62661.93 亿元[①]），但由于"营改增"的实施，中央税收收入从 2016 年开始再次与地方税收收入拉开差距。然而，地方政府的财政支出压力依然没有减少，2017 年地方政府一般公共预算支出 173228.34 亿元（其中医疗卫生与计划生育支出 14343.03 亿元），中央一般公共预算支出 29857.15 亿元（其中医疗卫生与计划生育支出 107.6 亿元）。事权与财力的不匹配，严重影响了政府公共服务的供给质量和效率，因此，加大中央对地方的转移支付力度，是建立事权与财力相匹配的公共卫生事权与支出责任相匹配的划分方式的重要内容。

在明晰事权、合理划分支出责任的基础上，各级政府财力与事权的匹配就显得尤为重要。现阶段，推进事权与财力相匹额首先要稳定中央和地方财力格局，在理顺中央和地方收入划分的基础上，适当增加地方税种，并提高地方财政税收的自主权，同时调整央地分税比例，建立合理的地方

---

① 数据来源于《中国统计年鉴》

财政收入体系和规模。其次要进一步完善地方税收体系。随着营改增的推进，地方财政的主体税种营业税取消，地方财政收入断崖式减少，因此支撑地方财政支出的新的主要税种的确立至关重要；同时应进一步规范地方税种，将具有税收性质的收费纳入税收体系中，加强对于非税收入的管理。最后，要不断推动省级以下财政体制改革，以提高效率和增加财力为目标，明确地方各级政府间的事权与支出责任划分。

此外，要实现事权与财力相匹额，还需要建立松紧适度的转移支付制度，发挥转移支付的引导性，调动地方政府提供基础公共卫生服务的主动性和积极性。我国现有的转移支付主要是一般转移支付和专项转移支付，一般转移支付不指定资金用途，用途具有不确定性，地方政府将其用于公共卫生领域的数量有限，在财政支出效率方面不如专项转移支付。但专项转移支付对资金的用途规定过于具体且申请和审批程序复杂，我国公共卫生领域的专项转移支出项目繁多且交叉重复，也在一定程度上影响了资金的使用效率。

为了建立松紧适度的转移支付制度，发挥转移支付的引导性，需要放宽资金使用限制，精简按项目申报审批转移支付资金，可以参考美国经验实施分类转移支付。分类转移支付在一般转移支付弥补财力纵向不足的基础上，设置分类转移支付，用于地方政府提供的基础公共卫生事权和属于中央与地方政府共同卫生事权的项目。

近年来，我国部分地区试行了对专项转移支付的改革，如浙江省对支持对象和用途相近的各类专项转移支付进行归纳整合，扩大资金用途范围，增设"专项性一般转移支付"，允许地方政府在一定范围内自主安排资金的使用，是分类拨款的形式在我国的创新。公共卫生领域事项繁多，在明确各级政府事权的前提下，采用分类转移支付的方式更有利于地方政府根据本地情况合理安排财政资金的用途，提高财政资金的使用效率。

四、建立动态公共卫生事权与支出责任划分机制

综合我国其他财政事权与支出责任的划分在实践中的运用，借鉴日本、澳大利亚等国家事权与支出责任的划分经验，可以建立动态公共卫生事权与支出责任划分机制，即现有的公共卫生事权与支出责任的划分并不是一成不变的，而是根据实际情况有一定灵活变通的空间，上级可以将部分事权下放至地方，但需要给予地方政府相应的财政补助。动态划分机制有利于促进各级政府间的合作，确保公共卫生事权与支出责任的合理性。

此外，还应建立相应的绩效评估机制和问责机制，加大财政资金的监管力度。正是由于缺乏科学合理的公共卫生绩效考核与问责机制，各级政府更愿意将卫生支出用于医疗保险和公立医院的投资等政绩较为明确的方面，忽视了公共卫生基础性防疫服务的供给。因此，应建立全面的绩效评估机制，通过年度公共卫生支出绩效考核，确定下一财政年度公共卫生领域一般转移支付和专项转移支付的规模及比例，并通过相应的问责机制对考核过程中存在的问题进行反思及奖惩。合理有效的绩效评估机制，有利于促进公共卫生支出结构合理化，提高财政支出的效率，力求财政支出高效、支出结构均衡。

致　谢

　　时光荏苒，在不知不觉中我已完成在财科院两年的研究工作。在即将完成博士后出站报告之际，万千思绪涌上心头。从 2017 年 10 月进入财科院的那一刻，到 2020 年即将参加博士后出站答辩，有幸遇见了各位老师和各位同事，在你们的陪伴和见证下，我即将完成博士后研究生涯，这将是我人生中永远值得回忆的一段美好记忆。它见证了我的成长，见证了我的青春时代。

　　在这里，我要特别感谢我的导师王朝才院长亦师、亦父般的耐心指导、倾听和鼓励，是王老师实事求是的科研态度、严谨的学术作风、宽广的学识，让我在这两年的研究生涯中受益匪浅。得三生有幸，方遇人生恩师；蒙九世之荣，才得忝列王老师之门。尊师王先生，谦恭厚德，博学笃行，性情豪爽而关怀细腻，利物不争而胸怀大义！王师恩重，使吾生平凡而得振，腾吾志气！

　　感谢社会发展研究中心杨良初主任、赵大全副主任、朱坤老师、李三秀老师、王敏老师、孙维老师给予的协助、关心和支持。老师们循循善诱的教导和不拘一格的思路给予我无尽的启迪。欢驾觥，挽情浓，愿老师们事事顺心！工作顺意！

　　同学少年者，皆四海之精英也。感谢办公室同事们两年多的陪伴。在青春之时，得遇金兰之交，同窗之谊，幸甚。感谢潘旭亮、夏楸、贾建宇、陈龙、李森焱、吴园林、伍丽菊、朱小玉、丁孙亚、张峰、周晓亚、张琦、牛腾、于智媛、何国翌等同事们的倾力相助。书短意长，是以为

151

记。回忆点滴，铭记于心。愿大家前程似锦！

　　感谢我的父亲万维赤先生、母亲宋宝华女士。出云破空尽情怯，襟泪盈面阳关叠。儿童执手踏歌去，赤水清凿映日斜。春福萱堂着素装，夕韵椿香庭中忙。雉儿青瓦丁当，知客远来在前廊。说不尽道不完里外家常，说不散话不断吴李周张。思不去情不了舐犊张狂，天明还握衣裳，自把双双垂泪袖中藏。绣河二合连枝，垂钓赤水映日，着锦苍龙端辞。盐栈古肆，四面丹霞火石。远岫含珠笼纱帘，亭台催人乘北扁，壮士且行须浓酒，将军白发何日还？陪伴当是最长情的告白，父亲母亲，我会常回家看看！

万晓萌于新知大厦 1716 室

2020 年 5 月 7 日周四

参考文献

［1］安钢.我国公共卫生支出效率评估及收敛性研究［J］.统计与决策，2017（3）：138-141.

［2］蔡伟，张勇，赵岩，等.浅谈震后出现的主要公共卫生问题及解决方案［J］.医学动物防制，2017（11）：1166-1168.

［3］陈昌盛，蔡跃洲.中国政府公共服务：基本价值取向与综合绩效评估［J］.财政研究，2007（6）：20-24.

［4］陈迪，谭丽焱.政府支出对医疗服务健康公平影响的比较和启示［J］.西北人口，2016，37（3）：71-77.

［5］陈甘讷，黄婉平，刘云辉，等.广州市花都区基本公共卫生服务妇幼健康管理实施情况调查［J］.现代医院，2017，17（11）：1649-1653.

［6］陈莉.论财政补助对基层卫生院运行的影响［J］.经贸实践，2017（3）.

［7］崔国胜，唐忠.蒂布特模型启迪下的可流动公共产品供给［J］.中国人民大学学报，2006，20（4）：89-93.

［8］崔军，陈宏宇.关于省以下基本公共服务领域共同财政事权与支出责任划分的思考［J］.财政监督，2018（9）.

［9］代英姿.公共卫生支出：规模与配置［J］.财政研究，2004（06）：30-32.

［10］范红忠，严海波.人均公共卫生支出对居民消费的影响研究——基于面板门槛模型的分析［J］.消费经济，2017（5）：23-28.

［11］冯兴元，李晓佳.公共卫生事权应该怎样划分［J］.中国改革，2005（10）：38-40.

［12］高培静.德州市基本公共卫生服务均等化研究［D］.2017.

［13］龚娜.试论日本医疗体制改革的具体举措及绩效分析［J］.社会工作，2012（11）：80-82.

［14］郭晟豪.中央政府和地方政府的教育事权与支出责任［J］.甘肃行政学院学报，2014（3）：96-105.

［15］郭向军，宋立.澳大利亚政府事权财权划分的经验及启示［J］.宏观经济管理，2006（6）：72-74.

［16］郭小聪，代凯.国内近五年基本公共服务均等化研究：综述与评估［J］.中国人民大学学报，2013，V27（1）：145-154.

［17］郭渊.城市社区医院财政投入与规范化管理研究［D］.2017.

［18］韩文文.我国政府医疗卫生支出的效率及其影响因素研究［D］.2016.

［19］何长江.政府公共卫生支出行为影响因素的实证分析［J］.财经科学，2011（04）：94-100.

［20］侯婷婷，杨福义.英国教育医疗保健计划及其对中国的启示［J］.社会福利（理论版），2016（4）：43-48.

［21］胡春兰，管永昊.对我国"省直管县"财政体制改革的思考［J］.经济体制改革，2011（4）：124-128.

［22］黄景驰，蔡红英.英国财政事权及支出责任机制研究［J］.河南大学学报（社会科学版），2016，56（1）：45-53.

［23］贾晓阳.我国公共卫生支出的实证研究［D］.山东大学，2012.

［24］金荣学，宋弦.新医改背景下的我国公共医疗卫生支出绩效分析——基于 DEA 和 Mulmquist 生产率指数的实证［J］.财政研究，2012（9）：54-60.

［25］寇明风.政府间事权与支出责任划分研究述评［J］.地方财政研究，2015（5）：29-33.

［26］冷永生.政府间公共服务职责：理论逻辑和划分机制［M］.2011.

［27］李超.我国知识产权公共服务中的政府支出责任研究［D］.2016.

［28］李呈豪，蔡秀云.蒂布特模型与村级公共物品有效供给［J］.经济研究参考，2011（52）：52-56.

［29］李春根，舒成.基于路径优化的我国地方政府间事权和支出责任再划分［J］.财政研究，2015（6）：59-63.

［30］李齐云，刘小勇.我国事权与财力相匹配的财政体制选择［J］.公共经济与政策研究，2009，2009：74-77.

［31］李三秀.日本分权改革进程中政府间财政关系的调整［J］.公共财政研究，2017（5）：21-30.

［32］李淑霞，马唯为，李淑文.我国医疗卫生支出的公共政策研究［J］.中国卫生经济，2002（07）：17-18.

［33］李亚青.我国与 OECD 国家卫生支出情况比较［J］.中国卫生经济，1996（08）：21-22.

［34］李玉荣.改革开放以来我国医疗卫生体制改革的回顾与反思［J］.中国行政管理，2010（12）：41-45.

［35］李振宇，王骏.中央与地方教育财政事权与支出责任的划分研究［J］.清华大学教育研究，2017（5）：35-43.

［36］林菊红.论我国公共卫生费用支出［J］.中国物价，2003（07）：31-35.

［37］刘柏惠.美国卫生事权划分与转移支付制度借鉴［J］.地方财政研究，2016（8）：101-107.

［38］刘柏惠.卫生事权划分的美国经验启示［J］.经济研究参考，2016（54）：33-34.

［39］刘泰洪.地方政府竞争的正效应：一个蒂布特模型的分析［J］.中国石油大学学报（社会科学版），2009，25（4）：43-46.

［40］刘文海，李红.医疗保险的特点与"三改并举"［J］.中国劳动，2001（8）：48-49.

［41］刘允海."三改"并举难在哪里？［J］.中国劳动，2001（2）：44-45.

［42］楼继伟.深化事权与支出责任改革 推进国家治理体系和治理能力现代化［J］.财政研究，2018（1）.

［43］楼继伟.中国政府间财政关系再思考［M］.北京：中国财政经济出版社，2013.226.

［44］马海涛.中央与地方政府财权与事权划分中存在的问题及对策分析［D］.重庆大学，2008.

［45］毛捷，赵金冉.政府公共卫生投入的经济效应——基于农村居民消费的检验［J］.中国社会科学，2017（10）：70-89.

［46］苗俊峰.我国公共卫生支出规模与效应的分析［J］.山东工商学院学报，2005（02）：31-35.

［47］那丽，任莴，赵郁馨.政府卫生事业投入分析［J］.中国卫生资源，2002（06）：243-246.

［48］彭健.分税制财政体制改革20年：回顾与思考［J］.财经问题研究，2014（5）：71-78.

［49］乔宝云，范剑勇，冯兴元.中国的财政分权与小学义务教育［J］.中国社会科学，2005（6）：37-46.

［50］全胜奇.我国义务教育财政事权与支出责任划分问题探讨［J］.河南教育学院学报：哲学社会科学版，2017（6）：53-59.

［51］饶国霞.政府和市场的合作——论农村医疗卫生品的供给体系［J］.市场周刊：理论研究，2006（11）：91-92.

［52］萨日娜.基于健康人力资本投入视角的财政医疗卫生支出改革研究［D］.2015.

［53］宋立.各级政府事权及支出责任划分存在的问题与深化改革的思路及措施［J］.经济与管理研究，2007（4）：14-21.

［54］孙群力.地方财政卫生支出的影响因素研究［J］.中南财经政法大学学报，2011（05）：80-84+144.

［55］陶勇.省以下政府事权和支出责任划分的问题与改革［J］.公共治理评论，2016（2）.

［56］田志刚.政府间财政支出责任划分的制度环境研究［J］.中州学刊，2010（3）：48-52.

［57］王俊.中国政府卫生支出规模研究——三个误区及经验证据［J］.管理世界，2007（02）：27-36.

［58］王丽颖.基于公共品视角下的我国公共卫生支出研究［J］.市场周刊（理论研究

究），2008（11）：77-78+53.

[59] 王文庆，范志华，郭德元，等.关于合理划分政府间公共卫生事权与支出责任的思考［J］.天津经济，2014（9）：55-56.

[60] 王晓洁.中国公共卫生支出均等化水平的实证分析——基于地区差别视角的量化分析［J］.财贸经济，2009（2）：46-49.

[61] 王晓洁.中国公共卫生支出理论与实证分析［D］.中国社会科学出版社，2006.

[62] 王义相.合理划分卫生管理事权的几点建议［J］.卫生经济研究，2007（9）：15-16.

[63] 王逸青.公共卫生事权与支出责任划分研究综述［J］.地方财政研究，2019（5）.

[64] 王誉霖.我国政府间公共卫生事权与支出责任划分现状及存在的问题［J］.商，2016（3）：28-29.

[65] 王誉霖.我国政府间公共卫生事权与支出责任划分研究［D］.首都经济贸易大学，2016.

[66] 王宙翔.政府支出责任与财力保障匹配度的研究［D］.内蒙古财经大学，2016.

[67] 王琢青.我国对公共卫生事业建设各方面的投入现状与分析［J］.中医药导报，2016（22）：115-117.

[68] 韦杰.基层医疗卫生机构基本公共卫生项目资金的使用和管理［J］.中国总会计师，2017（8）：61-61.

[69] 魏红梅，那丽，于润吉.专业公共卫生机构"收支两条线"管理应该终止［J］.卫生经济研究，2017（3）：68-70.

[70] 魏加宁，李桂林.日本政府间事权划分的考察报告［J］.经济社会体制比较，2007（2）：41-46.

[71] 魏婷婷.新医改背景下云南省医疗卫生财政支出绩效评价研究［D］.2017.

[72] 武力超，林子辰，关悦.我国地区公共服务均等化的测度及影响因素研究［J］.数量经济技术经济研究，2014（8）：72-86.

[73] 夏新斌，梁海军.加拿大公共卫生制度对我国的启示［J］.卫生经济研究，2005（5）：28-29.

[74] 肖海翔.政府卫生支出效率及其改进研究［D］.湖南大学，2012.

[75] 肖蕾，任田，邓佳欣，张娟.我国卫生健康事权与支出责任划分改革现状与对策研究［J］.中国卫生经济，2018，37（10）：23-27.

[76] 熊波.中国公共卫生事权财权配置：理论基础、基本现状与调整框架［J］.福建论坛（人文社会科学版），2008（9）：130-133.

[77] 徐缓，陈浩，黎慕.澳大利亚基本公共卫生服务的法律保障（一）——公共卫生的法律支撑［J］.中国卫生法制，2010（6）：4-9.

[78] 徐霜.我国地方财政公共医疗卫生支出影响因素分析［J］.现代商贸工业，2016，37（09）：128-129.

［79］徐印州，于海峰，温海滢．对我国公共卫生事业财政支出问题的思考［J］．财政研究，2004（05）：16-17．

［80］薛凝．中国财政分权体制下地方公共产品供给效率研究——以公共医疗卫生供给为例［J］．思想战线，2012，38（4）：147-148．

［81］薛迎迎．政府事权与支出责任匹配的国际比较与启示［J］．财会月刊，2018．

［82］严雅娜．基本公共服务均等化的财政对策研究［D］．2017．

［83］羊在家，朱娟，郑茂．海南省公共卫生投入现状分析［J］．经贸实践，2017（16）．

［84］杨德强．探究农村公共服务提供路径［J］．中国财政，2009（15）：53-55．

［85］杨辉．县级政府提供公共服务的财政保障研究［D］．2012．

［86］杨坚，何长江．政府公共卫生支出影响因素的实证分析［J］．价格理论与实践，2011（03）：81-82．

［87］杨亮．中国政府卫生支出的问题与对策［D］．武汉大学，2012．

［88］杨圣元，孙兰，叶为民，等．华漕社区公共卫生外包支持服务成本效益分析［J］．社区医学杂志，2017，15（13）：34-36．

［89］杨筱．论事权与支出责任划分的现实困境及改革思路［D］．2016．

［90］杨志勇．省直管县财政体制改革研究——从财政的省直管县到重建政府间财政关系［J］．财贸经济，2009（11）：36-41．

［91］张晨光．发达国家政府间卫生事权安排的经验及启示［J］．中国经贸导刊，2013（3）：38-40．张力恒．甘肃省以下基本公共服务水平和差异分析［C］//中国财政学会年会暨全国财政理论讨论会交流材料．2010．

［92］张大为，高涓，许婷婷，等．医疗卫生公共服务均等化的国内外实践比较与经验借鉴——对我国医药领域供给侧改革的启示［J］．中国药事，2017，31（7）：716-721．

［93］张慧铭．公共卫生机构财务管理的现状及创新［J］．企业改革与管理，2017（21）：131-132．

［94］张露．政府公共医疗卫生支出责任问题［J］．现代国企研究，2017（10）．

［95］张露．政府公共医疗卫生支出责任问题［J］．现代国企研究，2017（10）：137．

［96］张文斌，杨铭星，牟晋超，等．基层医疗卫生机构财政补偿机制改革的实证研究——以浙江省义乌市为例［J］．卫生经济研究，2017（11）：42-44．

［97］张闫龙．财政分权与省以下政府间关系的演变——对20世纪80年代A省财政体制改革中政府间关系变迁的个案研究［J］．社会学研究，2006（3）：39-63．

［98］张源．首都圈基本公共卫生服务政府协作供给机制研究［D］．2017．

［99］张仲芳．财政分权、卫生改革与地方政府卫生支出效率——基于省际面板数据的测算与实证［J］．财贸经济，2013，34（9）：28-42．

［100］张仲芳．国内外政府卫生支出测算方法、口径及结果的比较研究［J］．统计研究，2008（04）：16-19．

［101］赵晓亮.我国农村医疗卫生服务视角下的财政分权研究［D］.2016.

［102］浙江省财政厅课题组，钱巨炎，罗石林，等.浙江省事权与支出责任划分研究［J］.公共财政研究，2016（4）：116-125.

［103］周海燕，王小万，杨立群.基于面板数据模型的政府卫生支出及影响因素研究［J］.中国卫生经济，2011，30（11）：16-18.

［104］周婷.中国财政分权制度对政府卫生支出效率的影响研究［J］.云梦学刊，2016，37（2）：94-102.

［105］周旭东，刘星，郭亚茹.公共财政框架下公共卫生支出的改革思路［J］.中国卫生事业管理，2006（10）：585-587.

［106］肖海翔，刘乐帆，邵彩霞.中国政府卫生支出的最优规模及其实现［J］.中国社会科学院研究生院学报，2011（04）：26-32.

［107］傅书勇，孙淑军.我国政府卫生支出的最优规模估算——基于面板数据模型的计量分析［J］.卫生软科学，2018，32（12）：30-35.

［108］李梦娜.我国政府卫生支出的最优规模［J］.当代经济，2008（08）：24-25.

［109］王萱.我国政府卫生支出最优规模的实证研究［J］.中国卫生经济，2013，32（11）：47-48.

［110］肖海翔，刘乐帆.政府卫生支出规模的影响因素研究——基于中国省级面板数据的实证分析［J］.中国社会科学院研究生院学报，2013（02）：44-52.

［111］陈宇鸿.浅谈基层疾控中心在创建疾病预防控制公共卫生体系中面临的问题及对策［J］.中国集体经济，2017（14）：127-128.

［112］霍晓英.投资环境排名与蒂布特模型的重新解读——地方政府公共服务优化的动力［J］.经济问题，2007，330（2）：45-46.

［113］刘正华，吕宗耀.财政分权与公共卫生支出：来自我国省级层面的经验证据［J］.中国卫生经济，2014，33（10）：58-60.

［114］侯一麟.政府职能、事权事责与财权财力：1978年以来我国财政体制改革中财权事权划分的理论分析［J］.公共行政评论，2009，2（2）：36-72.

［115］白景明，朱长才，叶翠青，等.建立事权与支出责任相适应财税制度操作层面研究［J］.经济研究参考，2015（43）：3-91.

［116］赵慧童.公共卫生支出增长的决定因素：来自瑞士各州1970—2012年的证据［J］.中国卫生政策研究，2016（11）：10-10.

［117］李俊生，乔宝云，刘乐峥.明晰政府间事权划分 构建现代化政府治理体系［J］.中央财经大学学报，2014，1（3）：3.

［118］朱凤梅.1985—2015年我国医疗卫生体制改革逻辑评述［J］.中国卫生经济.2016（01）：5-9.

［119］周启良.城市化对公共卫生支出的影响——来自中国287个地级以上城市的经验证据［J］.广州城市职业学院学报，2017，11（01）：27-37.

［120］财政部财政科学研究所、吉林省财政厅联合课题组.中国财政体制改革研究
    ［J］.经济研究参考, 2011（50）：2-22.

［121］王琦.中医体质辨识在公共卫生服务中的应用［J］.康复学报（2）：3-6.

［122］郭敏.我国政府医疗卫生支出规模低的原因及对策研究［J］.山西财政税务专科
    学校学报, 2016, 18（04）：3-8.

［123］杨灿明, 赵福军.财政分权理论及其发展述评［J］.中南财经政法大学学报, 2004
    （4）：3-10.

［124］孙玉栋, 庞伟.我国中央与地方事权与支出责任划分的再思考［J］.财政监督,
    2017（9）：5-11.

［125］徐缓, 陈浩, 黎慕.澳大利亚基本公共卫生服务的法律保障（二）——政府作用
    ［J］.中国卫生法制, 2011（1）：6-9.

［126］陈国际.我国医疗卫生公共支出的实证分析［J］.河南财政税务高等专科学校学
    报, 2009, 23（2）：7-10.

［127］孙开.蒂布特模型与地方财政体制［J］.财政监督, 2002（12）：10-11.

［128］刘朔涛.中国医疗卫生公共服务供给体系研究［J］.梧州学院学报, 2016, 26
    （5）：10-16.

［129］周海沙, 阮云洲, 王俊.财政视角下我国公共卫生政府投入的问题和成因分析
    ［J］.卫生经济研究, 2009（4）：11-13.

［130］高奇琦, 吕俊延.智能医疗：人工智能时代对公共卫生的机遇与挑战［J］.电子
    政务, 2017（11）：11-19.

［131］韩增林, 李彬, 张坤领.中国城乡基本公共服务均等化及其空间格局分析［J］.地
    理研究, 2015, 34（11）：2035-2048.

［132］Abbas F. What determines public health expenditures in Pakistan？ Role of income,
    urbanization and unemployment［J］. Economic Change & Restructuring, 2013, 46（4）：
    341-362.

［133］Arlene King. 应对加拿大公共健康突发事件的机制、法律和政策［C］// Sars 与禽
    流感国际学术研讨会. 2004.

［134］Bossert T . Analyzing the Decentralization of Health Systems in Developing Countries：
    Decision Space, Innovation and Performance［J］. Social Science & Medicine, 1998,
    47（10）：1513-1527.

［135］Childress J F, Faden R R, Gaare R D, et al. Public health ethics：mapping the terrain.
    ［J］. Journal of Law Medicine & Ethics, 2010, 30（2）：170-178.

［136］Everett A, Sowers W E, Mcquistion H L. Financing of Community Behavioral Health
    Services［M］// Handbook of Community Psychiatry. 2012.

［137］Fuchs V R. The future of health economics.［J］. JOURNAL OF HEALTH
    ECONOMICS, 2000, 19（2）.

［138］Grossman，M.On the concept of health capital and the demand for health. Journal of Political Economy，1972，80（2）：223-255.

［139］Joseph L Dieleman，Michael Hanlon. Measuring the displacement and replacement of government health expenditure：a panel analysis ［J］. The Lancet，2013，381.

［140］Kass N E . An Ethics Framework for Public Health ［J］. American Journal of Public Health，2001，91（11）：1776.

［141］Kenneth J . Uncertainty and the Welfare Economics of Medical Care ［J］. Journal of Health Politics Policy & Law，1963，53（5）：941-973.

［142］Kinner K，Pellegrini C. Expenditures for public health：assessing historical and prospective trends ［J］. American Journal of Public Health，2009，99（10）：1780.

［143］Malkin and Wilson. Taxes，Transfers，and State Economic Differences. FRBSF Economic Letter，2013-36.

［144］Nonvignon J. The effects of public and private health care expenditure on health status in sub-Saharan Africa：new evidence from panel data analysis ［J］. Health Econ Rev，2012，2（1）：22.

［145］Oates，Wallace E . An Essay on Fiscal Federalism ［J］. Journal of Economic Literature，1999，37（3）：1120-1149.

［146］Pierre Perron.Further evidence on breaking trend functions in macro economic variables. Journal of Econometrics，1997，80（2）：355-385.

［147］Santiago Lago-Peñas，David Cantarero-Prieto，Carla Blá zquez-Fern á ndez. On the relationship between GDP and health care expenditure：A new look ［J］. Economic Modelling，2013，32.

［148］Shishkin S. Problems of transition from tax-based system of health care finance to mandatory health insurance model in Russia ［J］. 1999，40（2）：195-201.

［149］Silvia Fedeli. The Impact of GDP on Health Care Expenditure：The Case of Italy ［J］. Social Indicators Research，2015.

［150］Uchimura H . Health Development in the Decentralized Health System of the Philippines：Impact of Local Health Expenditures on Health ［J］. 2012.

［151］WHO.World Health Report 2018 ［R］.2019

［152］Woller G M，Parsons R J，Rotharmel F T . A time-series analysis of health care expenditures in the United States，Germany，and Canada ［J］. Journal of public health，1998，6（4）：370-392.

博士生期间发表的学术论文、专著、重要科研成果

1. 学术论文

［1］农村劳动力转移对城乡收入差距影响的空间计量研究《山西财经大学学报》，2016 年 3 月第 38 卷第三期

［2］经济增长与税收竞争关系的实证分析《税务研究》，2016.7 总第 378 期

2. 参与课题

［1］地方政府债务管理研究，2013 年中华人民共和国财政部预算司课题

［2］地方政府融资机制理论及主要市场经济国家地方政府融资情况，2014 年中华人民共和国财政部预算司课题

［3］主要市场经济国家地方政府债务预算管理情况综述，2014 年中华人民共和国财政部预算司课题

［4］地方政府债务风险处置办法研究——国际经验，2016 年，委托方财政部预算司

［5］绩效预算助推供给侧改革，2016 年中华人民共和国财政部预算司课题

博士后期间发表的学术论文、专著、重要科研成果

1. 学术论文

[1] 万晓萌，周晓亚. 我国粮食最低收购价政策实施效果评价研究——基于农业供给侧结构性改革背景下的分析《价格理论与实践》2018-03-20

[2] 石明磊，万晓萌. 我国长期照护保险政策制定建议——基于失能老年人寿命影响因素研究《中国经贸导刊》2018-11

[3] 万晓萌，郭亚楠. 地方政府债务风险评估的实证分析——以基础设施维护费用为视角《江苏师范大学学报》2018-11

[4] 万晓萌，郭亚楠. 乡村振兴过程中基本教育服务的均衡配置现状、需求与发展策略——以山西省静乐县为例《河北师范大学学报 / 教育科学版》2019-11

[5] 杨良初，万晓萌. 健康养老产业发展的政策性融资探讨《地方财政研究》2018-05-15

[6] 周晓亚，万晓萌. 我国地方政府债务问责案例与问责体系解析《地方财政研究》2019-5

[7] 周晓亚，万晓萌. 审计监督在规范地方政府债务管理中的作用研究《清华金融法律评论》2018-2

[8] 丁孙亚，万晓萌. 我国现代公私合作的内涵、外延与组织形式《财会月刊》2019-11

2. 参与课题

［1］北京市老龄产业基础规划研究，2017 年北京市民政局课题

［2］北京市老龄产业发展规划，2017 年北京市民政局课题

［3］死亡失能老人数据分析及报告写作，2018 年，委托方——中国经济体制改革研究会

［4］中亚学院合作课题子报告——贸易改革与贸易便利化研究，2018 年，委托方——中亚学院

［5］我国健康养老产业发展模式研究及投融资等影响因素分析，2018 年，委托方——中国健康养老集团

［6］平度市农村一二三产业融合评估报告，2019 年，委托方——中国经济体制改革研究会

［7］支持稳就业、促民生财政政策研究，2020 年中国财政科学研究院课题